寿命をちぢめる白い食品

～糖質過多が老化・病気の根源です～

砂糖、白米、うどん、食パン、お菓子などの白い食品は「糖質過多」になり、急激に血糖が上昇する。これでたんぱく質は糖化されてAGE（終末糖化産物）になります。

↓

AGEは茶褐色の酸化物質で、脳や血管などにこびりつき、老化、認知症、ほかさまざまな病気に！

糖は、たんぱく質と結合してAGEへ！

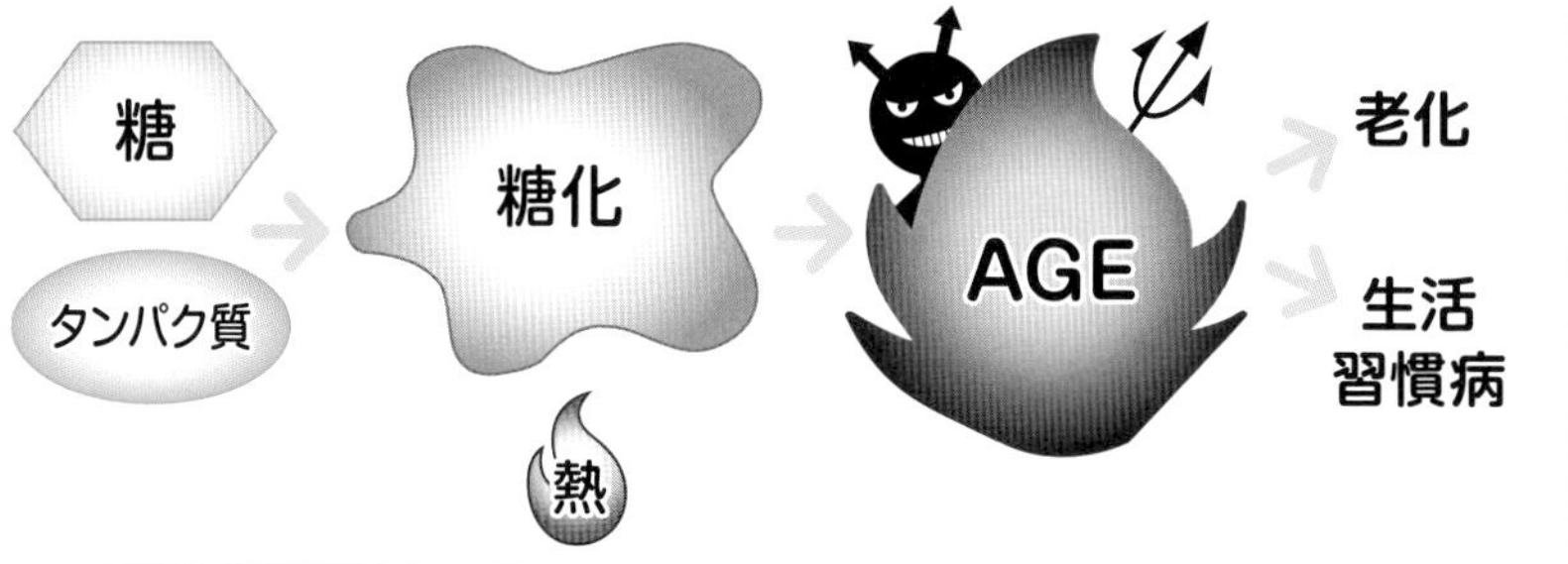

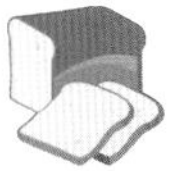
6枚切の食パン1枚は、角砂糖**9個分**！

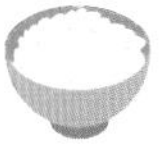
ご飯お茶碗1杯分は、角砂糖**17個分**！
（茶碗の大きさなどで、多少異なる）

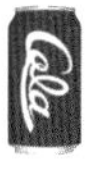
缶コーラ1本は角砂糖**10個分**！

がんになりにくい「緑色」の食品

植物は紫外線によってたえず酸化されている。酸化から身を守るために抗酸化物質であるポリフェノール（カテキンなど）をつくり出す。

↓

ポリフェノールを摂取することで、がんや脳梗塞、認知症のリスクを50%軽減できます。

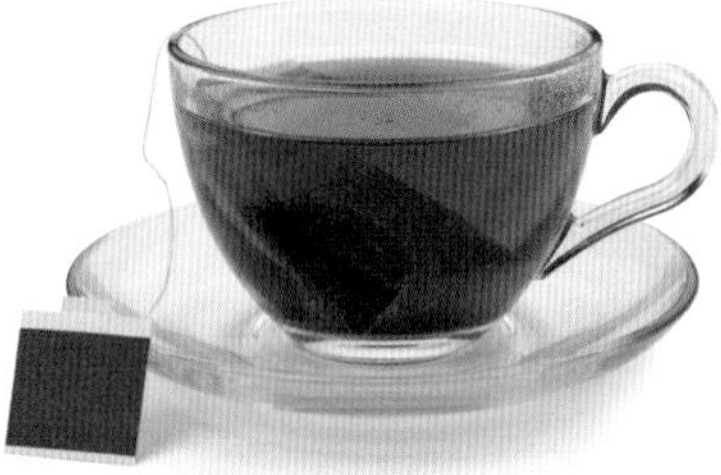

紅茶

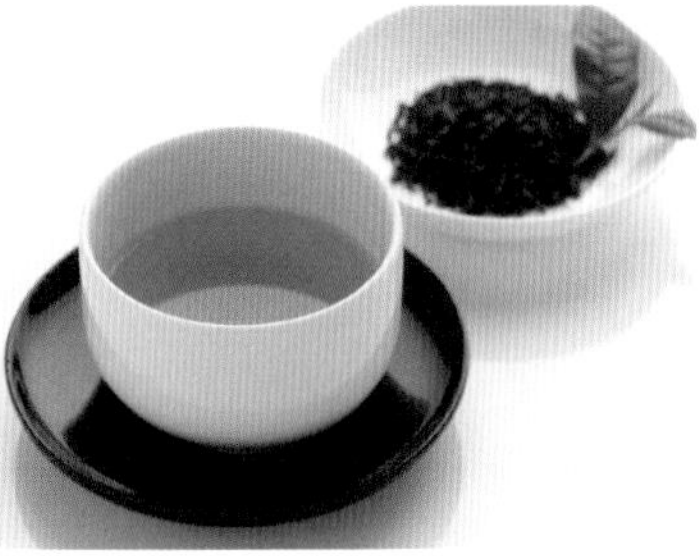

日本茶

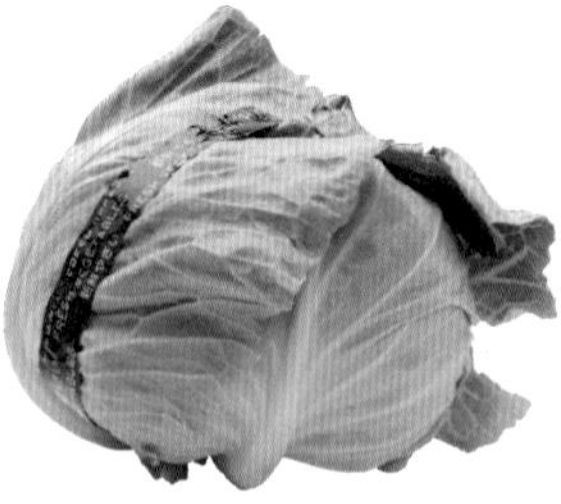

キャベツ

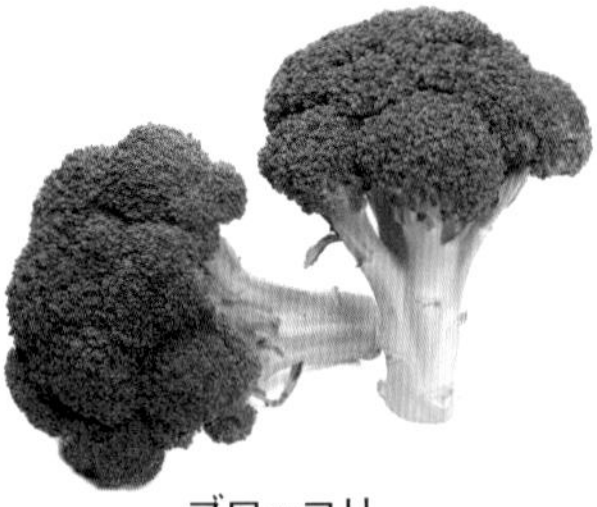

ブロッコリー

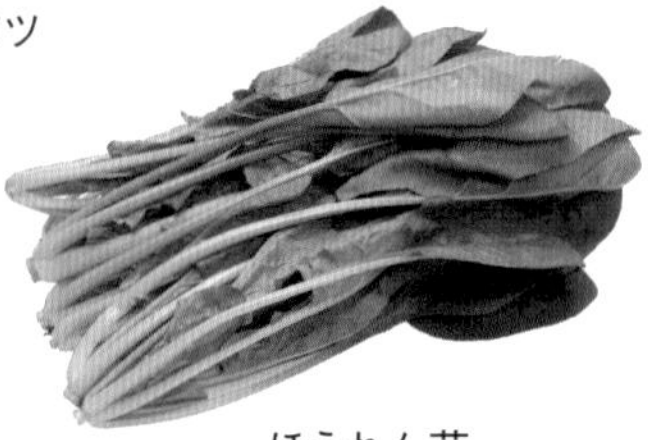

ほうれん草

うつになりにくい「茶色」の食品

うつ病に効くセロトニンはトリプトファンからつくられる。
トリプトファンがセロトニンになるには、ナイアシン、ビタミンB6、亜鉛、マグネシウムなども必要。

↓

トリプトファンの多い胚芽米、大豆、かつおや、亜鉛の多い牡蠣（かき）やあさりなどを食べよう。

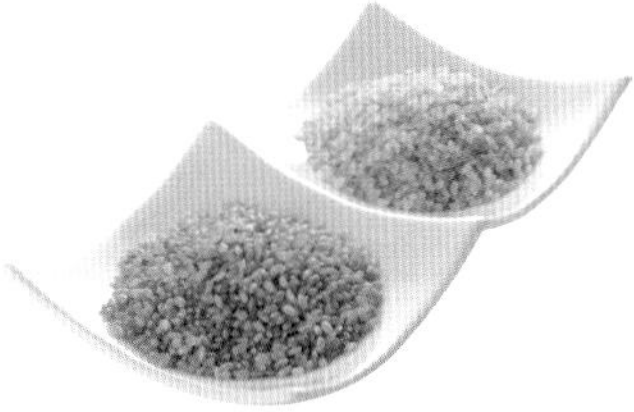

玄米・胚芽米

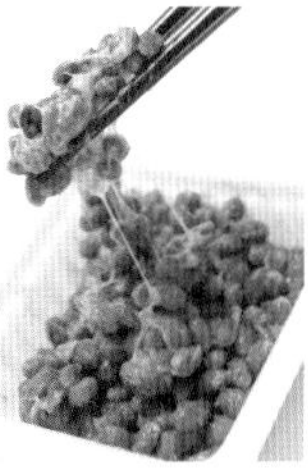

納豆

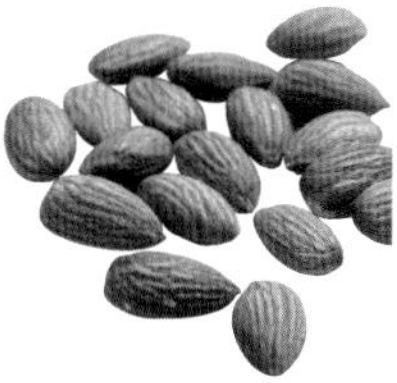

アーモンド

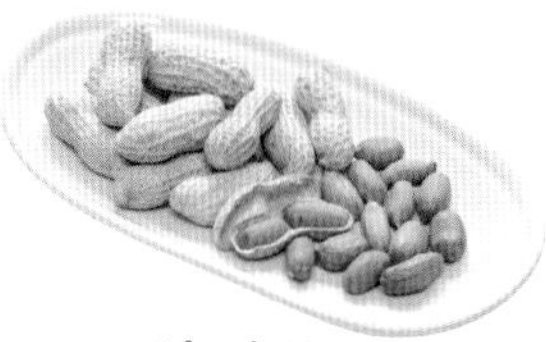

ピーナツ

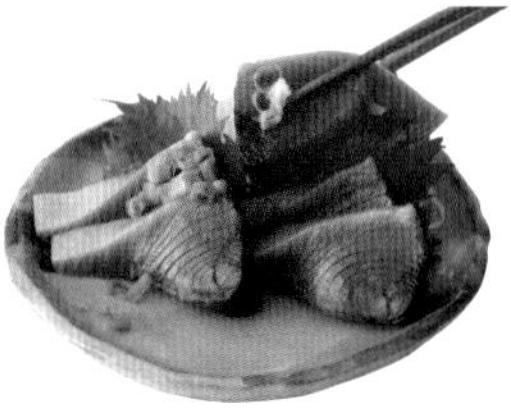

鰹（かつお）の刺身

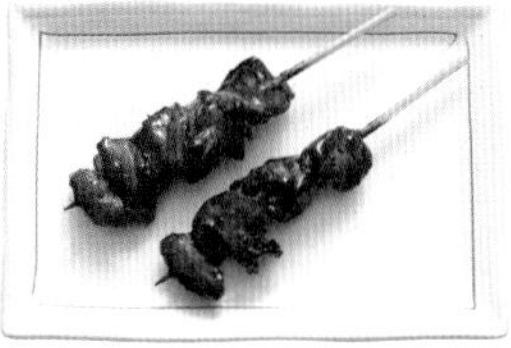

レバー串焼き

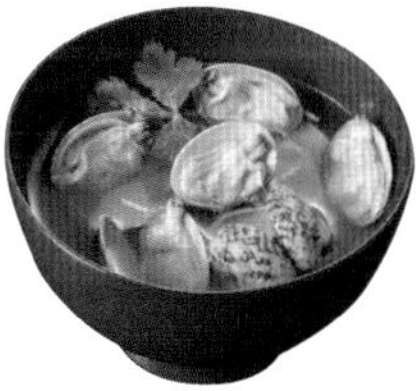

あさり

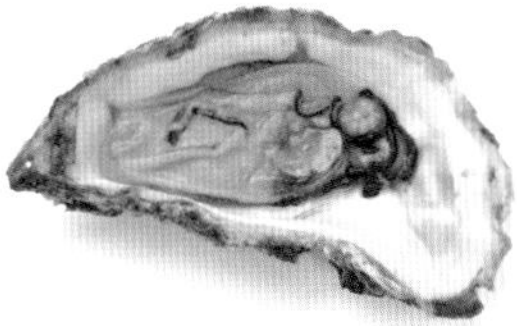

牡蠣（かき）

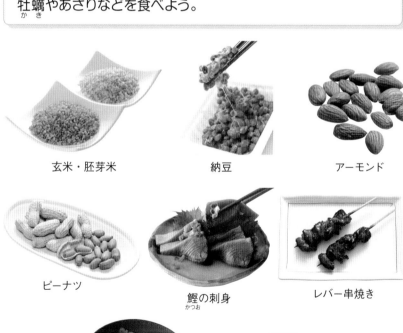

心筋梗塞・脳梗塞になりにくい「黄色」の食品

良質な油のオメガ3やオリーブオイルなどを積極的に摂ることで、心筋梗塞や脳梗塞を防げます。

↓

コレステロールはホルモンの材料として大切な栄養素です。酸化したコレステロールが動脈硬化を引き起こすので、色の着いた抗酸化食品を摂っていれば大丈夫！

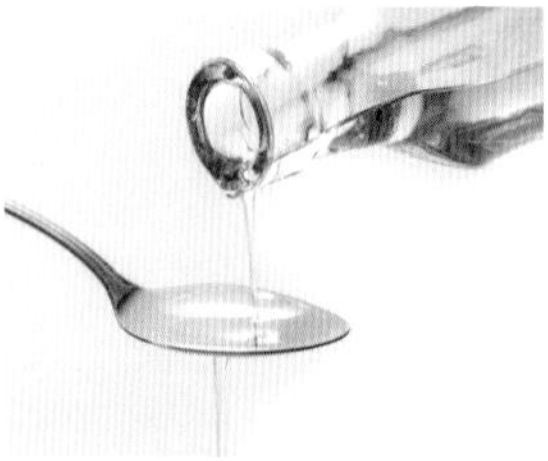

あまに油

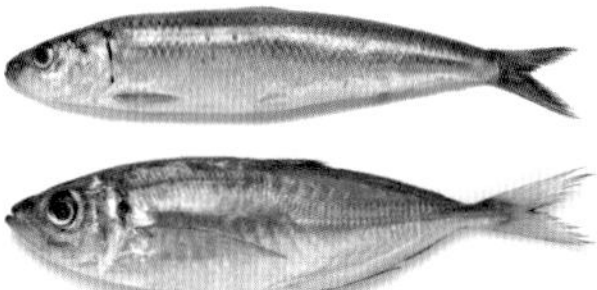

青魚（鯵、鯖、鰯など）
あじ さば いわし

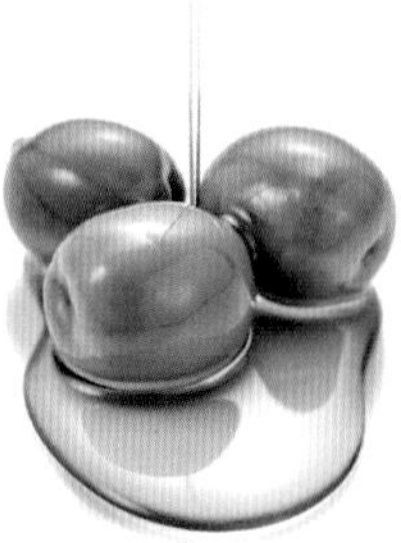

オリーブオイル

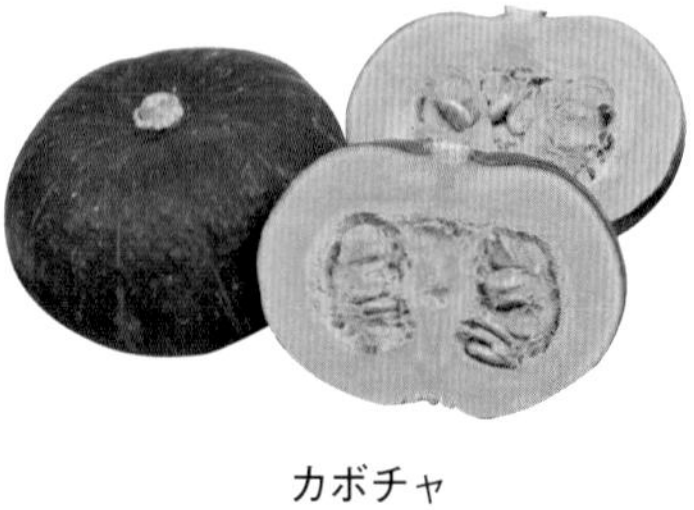

カボチャ

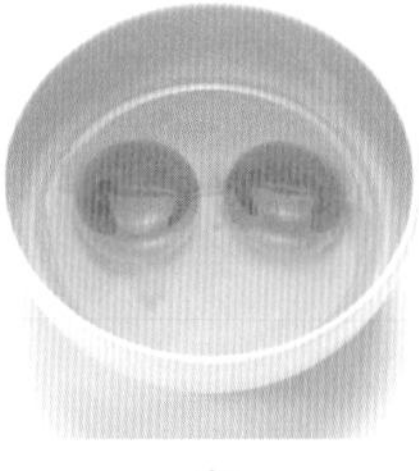

卵
タマゴ

骨粗鬆症になりにくい「赤・橙色」の食品

骨は鉄筋（骨質）部分と、セメント（骨塩）部分でできている。カルシウムやビタミンD、K、Aを摂取してセメント部分を増やしても、鉄筋部分が弱いと骨折します。

↓

鉄筋部分は「コラーゲン」（たんぱく質）。ここには充分なたんぱく質、ビタミンC、鉄分が必要！

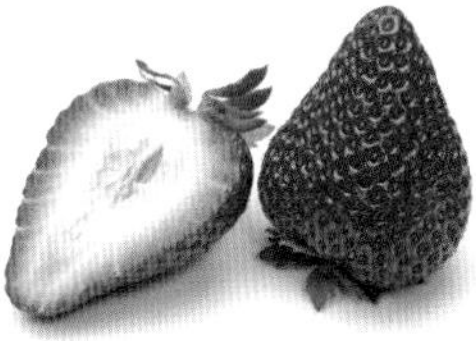

イチゴ

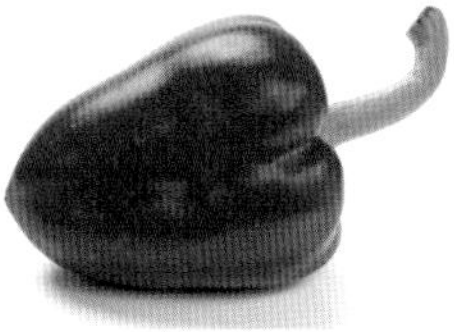

赤パプリカ

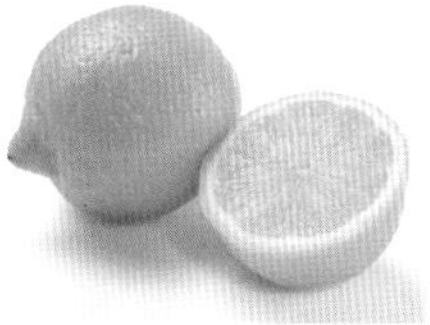

レモン

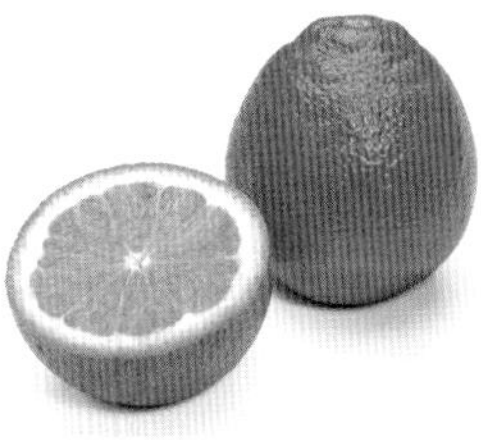

オレンジ

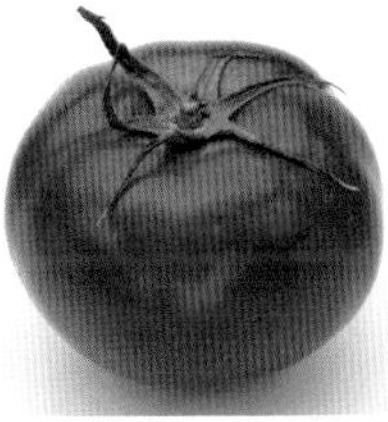

トマト

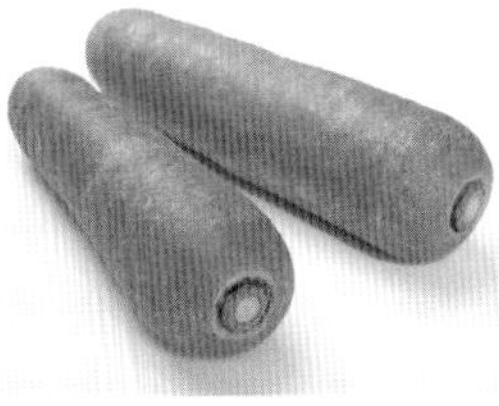

ニンジン

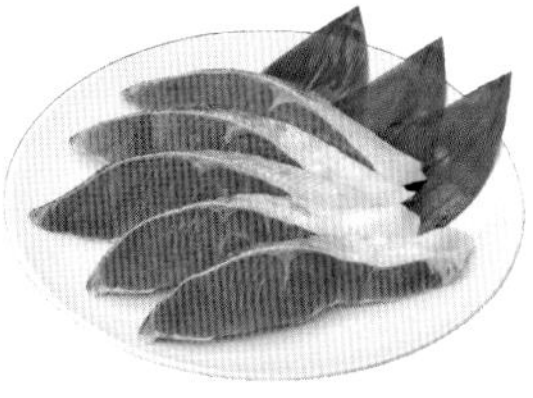

紅ザケ

100歳まで生きる「紫・黒色」の食品

紫色のアントシアニン、黒色のセサミン、こげ茶色のカカオポリフェノールは強力な抗酸化作用がある。

↓

老化予防効果がバツグン！

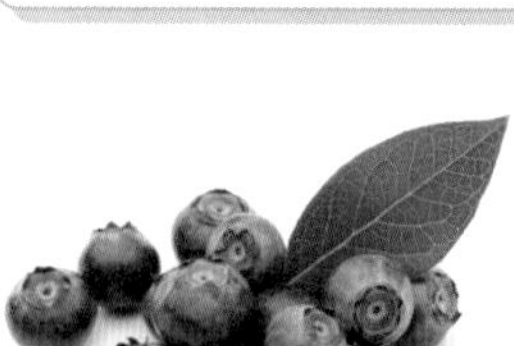
ブルーベリー

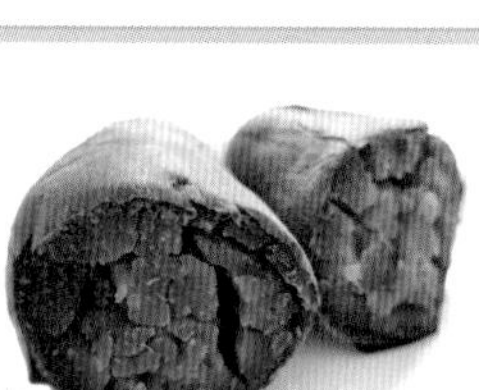
紫イモ

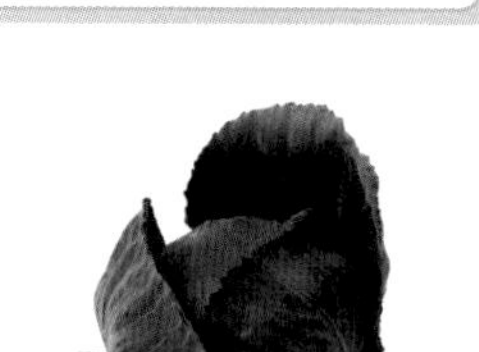
紫キャベツ

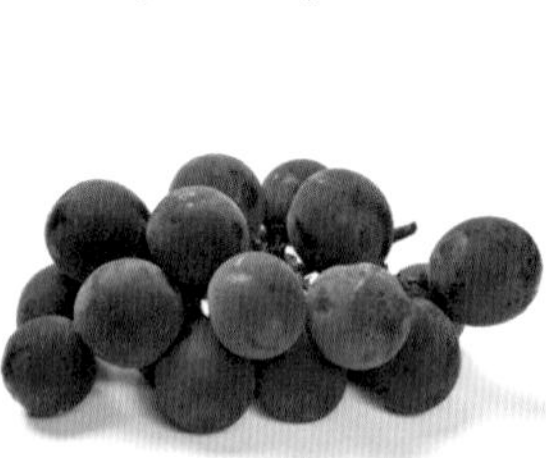
黒ブドウ

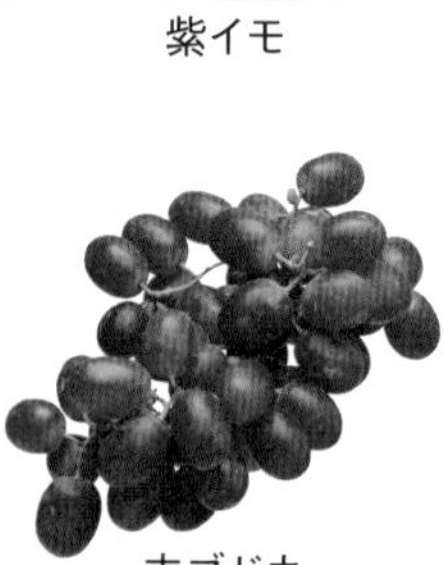
赤ブドウ

ナス

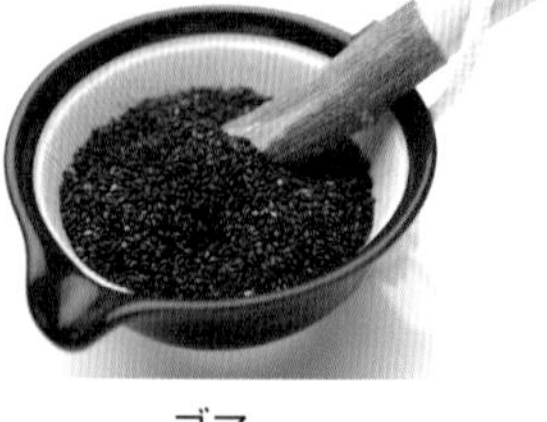
ゴマ

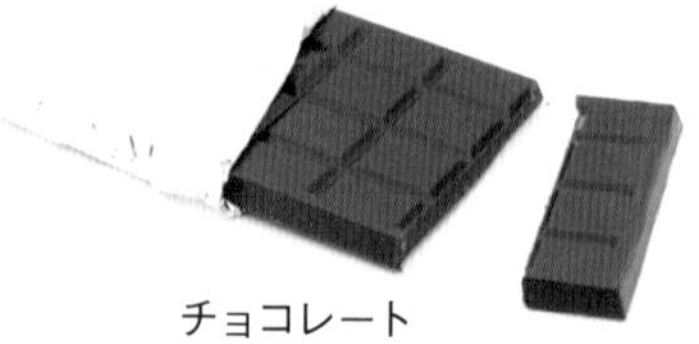
チョコレート

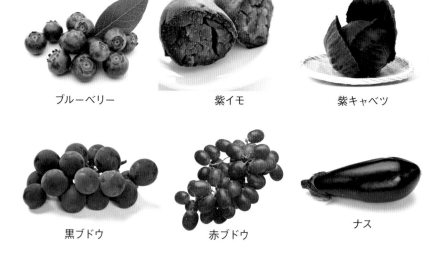

洋食メニュー

朝　食

- **フルーツ・ヨーグルト**
  - ヨーグルト　（腸内細菌の改善・免疫力アップ）
  - バナナ１本　（ビタミン・ミネラル・糖質の補給）
  - ブルーベリー or レーズン　（疲れ目改善）
  - 大豆レシチン半パック　（脳のメンテナンス）
  - あまに油　小さじ２杯　（オメガ３の補給）
- **アセロラ果汁（10%）１杯**　（ビタミンCがレモンの17倍）

昼　食

- **牡蠣フライ**
  - 米油で揚げる　（加熱に最も強く、酸化しにくい油）
  - 牡蠣　（亜鉛が薄毛と精力に効果）
  - レモン汁　（亜鉛の吸収アップ）
  - キャベツ　（胃もたれ・胃潰瘍予防、肺がん予防）
- **サラダ**
  - ゆで卵　（完全栄養食）
  - トマト　（レモンの3700倍の抗酸化作用）
  - レタス　（便秘・肥満の予防）
- **胚芽米 茶碗半盛り**　（疲労回復、うつ・自律神経失調予防）
- **紅茶　１～２杯**　（卵巣がん・インフルエンザ予防）

夕　食

- **ポークステーキ**
  - 豚肉　（疲労回復、体力増強）
  - ニンニク　（疲労回復、がん予防）
  - オリーブ油　（加熱に強い油・抗酸化作用）
- **温野菜**
  - ブロッコリー　（胃潰瘍・肺がん予防）
  - ニンジン　（目・肌・血管を守り老化予防）
  - 赤パプリカ　（ビタミンA、C、Eで抗酸化作用）
  - 紫イモ　（血液サラサラ効果）

和食メニュー

朝　食

- **紅ザケ焼き１切れ**　（疲労回復、骨粗鬆症・うつ予防）
- **納豆**　（血栓症・老化・骨粗鬆症予防）
- **ほうれん草お浸し（ゴマふり）**
  - ほうれん草　（白内障・貧血の予防）
  - ゴマ　（老化・二日酔いの予防）
- **ワカメ味噌汁１杯**
  - ワカメ　（便秘・うつ・こむら返り予防）
  - 味噌　（疲労回復、うつ・乳がん・高血圧予防）
- **胚芽米 茶碗半盛り**　（疲労回復、うつ・自律神経失調予防）
- **緑茶　１～２杯**　（脳梗塞・胃がん・前立腺がん予防）

昼　食

- **サバの味噌煮**
  - サバ　（オメガ３、動脈硬化予防）
  - ネギ　（血行促進、免疫力アップ）
  - 味噌　（疲労回復、うつ・乳がん・高血圧予防）
- **あさり味噌汁**
  - あさり　（鉄が貧血の予防・亜鉛がうつ予防）
- **胚芽米 茶碗半盛り**　（疲労回復、うつ・自律神経失調予防）
- **緑茶　１～２杯**　（脳梗塞・胃がん・前立腺がん予防）

夕　食

- **カボチャの宝刀（ほうとう）**　（健康長寿男性１位の山梨県郷土料理）
  - ほうとう麺（うどん麺で代用可）　（糖質の補給）
  - 豚肉　（ビタミンＢ１が糖質をエネルギー化）
  - カボチャ　（ビタミンＡＣＥで免疫力アップ）
  - ジャガイモ　（ビタミンＣで風邪予防、便秘予防）
  - ニンジン　（目・肌・血管を守り老化予防）
  - しめじ　（免疫力アップ）
  - ネギ　（血行促進、免疫力アップ）
  - 味噌　（老化予防・動脈硬化予防）
- **焼き鳥レバー１～２本（解凍）**　（ビタミン・ミネラルの補給、疲労回復）

2週間で感動的に元気になる!

医者の「色着きごはん」

医学的長生き食事術

医学博士 刑部恒男 Tsuneo Osakabe

Subarusya

巻頭写真提供［ＰＩＸＴＡ］

「色着き」の食べ物が老化を防ぎ、健康な心身をつくる……まえがきに代えて

「最近、どうも疲れやすい」
「若い頃は徹夜しても平気だったのだが、このところ翌日に残る」
「老眼が進み、白髪が目立つようになった」
「朝がつらい」

人間は、20歳ぐらいまでは成長を続け、以降は衰えていきます。とくに50歳、60歳という〝節目〟は、「え、嘘だろ！」というぐらい体力の衰えを感じることがあります。この頃になると、血圧も高くなりがちです。内臓も弱りがちです。

もちろん個人差はありますが、最初にあげたような状況は、50歳ぐらいから起こるようになります。スポーツクラブなどで定期的に運動を続けている人でなければ、筋力も落ちてきますから、それだけ疲れやすくもなるのです。

心筋梗塞や脳梗塞も、要は「血管」が老化することによって起こります。

老化は、ある程度は仕方ありません。50歳ぐらいになると、みなさん大なり小なり、「若い頃のようにはいかないなあ」と老化を〝実感〟するようになるだけです。

それなら、衰えるスピードを遅らせればいいのです。

■「生活習慣（食事と運動）で病気も治る」と分かっていても……

この本のタイトルなどを見て、

「なんだ、緑黄色野菜のことか」

と思われた方。それは少し早合点です。たしかに緑黄色野菜は、体にいい。けれども、たとえばニンジンはどんな病気に効くのか……という説明をされないと、ワケも分からず薬を飲んでいるようなものです。

また、「そんなに即効で効くわけはないだろう」と思われた方。これも正しい考えではありません。たしかに飲んですぐ効くとん服ではありません。**しかし、1週間も続ければ、**

はっきりと目に見える効果があらわれ始めます。

それは医師である私が保証します。

規則正しい生活をして、暴飲暴食をせず、適度な運動と睡眠をとっていれば、なかなか病気にもなりません。もっとも、多くの人は「そうは言ってもなあ……」と無茶をしたり不規則な生活をしたり、運動不足だったりで病気につながっていくわけです。

人間の体にはもともと「抵抗力」「免疫力」というものが備わっています。外敵（ウイルスなど）から身を守る力です。ところが生活習慣が乱れると、要するに「病気になりやすい」状態になるのです。

怖いのは「生活習慣病」なのです。

風邪を引きやすくなりますし、胃腸も不調になります。この本では、

「病気になりにくい体のつくり方」

これを「食」の観点から見ていきます。

私は長年の経験から、「人間には、色の着いた食べ物がいい」ことを肌で感じています。

感じるだけではなく、医学的に見てなぜいいのかも解説していきます。

ニンジン、トマト、生姜(しょうが)、大豆、ピーマン、青魚（鯖(サバ)など）、紅鮭(ザケ)、レバー……。漢方薬しかなかった昔の人は、こういう食物をバランスよく摂ることで、病気から身を守っていたとも言えます。生活の知恵です。

そして、「この食品は、この病気に効果的」というものがあります。「がん」に効く食物、「うつ」に効く食物……等々、本書ではそれを詳しく説明します。

薬は必要ですが、薬だけでは病気は治りません。しかし、即効性があるからなどと、どうしても「薬」にばかり頼ってしまうのです。

これからお話しすることは、言わば「薬に頼り過ぎない健康法」です。

どんな薬にも、大なり小なり副作用があります。市販薬でも、虫眼鏡を使わないと見えないような文字で副作用が書かれています。極論かもしれませんが薬というものは、「この薬を飲むと頭痛は治りますが、胃腸を壊すこともありますよ」というものなのです。痛み止めの薬と一緒に胃薬を渡されることがありますが、あれは薬に胃壁を荒らす副作用があるからです。他の薬も程度の差はあるものの、同様です。

そして「連用は避けること」とも書かれています。**頻繁に飲んでいると、最初の頃は1錠で効いたものが、2錠、3錠と飲まないと効かなくなります。**医師の指導で毎日服用しているならいいのですが、例えば市販の胃薬などをしょっちゅう飲んだりするのは、決していいことではありません。

ですから私は薬を必要最小限にし、副作用も充分考慮して処方しています。

■外科医から総合臨床医へ進んだ私だから言えること

私はもともと、外科医でした。

北里柴三郎先生を学祖とする、東京の北里大学医学部を卒業し、北里大学外科に入局しました。その後、腎臓・肝臓・膵臓移植外科技術を学ぶため、米国ピッツバーグ大学病院に留学し、帰国後は腎臓移植外科を専門として多数の移植手術を施行しました。

北里救命救急センター（ER）では外科講師として指導した時期もあります。

とにかく忙しかった。臓器移植やERは、対応を間違うと患者さんの生死に直結します。

「失敗してはいけない」

このストレスで、私は心身ともにボロボロでした。現在の富山県高岡市へ移住してクリニックを始める決意をしたのは、40代に入った頃でした。

『ブラック・ジャック』にあこがれて外科を志したので、外科医はやり甲斐のある仕事でした。心肺停止状態で運び込まれた患者さんが蘇生術、緊急手術で命をつなぎ止め、無事に退院できた日は充実感がありました。

しかし、医療現場ではさまざまな葛藤がありました。蘇生術の甲斐もなくそのまま亡くなる人。がんを根治手術で完全に取り除いても、後日再発で亡くなる人。腎臓移植したものの拒絶反応で機能不全になり、再び透析治療に戻る人。充実した日々だけでなく、無力感に打ちのめされる日もありました。

こうした臨床経験を通して、**「最後の砦である手術になる前の段階で病気を根治させたい。病気そのものを予防したい」**そうした思いから、内科・小児科――つまり、総合臨床医の道を選んだのです。

大学病院や大きな病院では、重症患者さんに対してそれぞれの専門医が助け合って治療できます。しかし地方の臨床医は、そうはいきません。トモエクリニックの院長は私であり、他に医師はいません。私が病気になるとクリニックも立ち行かなくなります。

それだけに私自身が、非常に健康に気を遣うようになりました。さらにCTなどの医療機器で判断する前に、問診、触診、打診を念入りに行ないます。

総合臨床医というものは、患者さんの顔色を見たり話を聞くだけで、おおよその病気を判断できなければなりません。

小さな町医者ですが、救命救急ではさまざまな修羅場をくぐってきました。**私には40年以上の臨床経験があります。延べにすると、20万人以上の患者さんと接してきたでしょう。**

さらに、一般診療だけでなく患者さんの生活習慣指導・食事療法・運動療法まで行ないます。それは私が、「薬や手術だけでは、病気は治らない」と思っているからです。

薬はできるだけ必要最小限に。でないと「薬漬け」の体になっていきます。

薬は人体にとっては〝異物〟だと言えなくもないのです。重篤・緊急の場合は薬が不可欠ですが、少し体調が悪い程度で薬に頼っていると体はボロボロになります。

■私はかつて、総入れ歯宣告を受けたほど体調が悪かった

とはいえ、最初は大変でした。診察することで、患者さんからありとあらゆる病気に感

染し、どちらが患者か分からない頃もありました。

私がクリニックを開業したときは、猛烈に忙しい仕事で髪の毛に白髪が混ざり始めていました。歯槽膿漏が悪化して歯科医には総入れ歯を覚悟するように言われました。薬だけでは病気は完全には治らないことは、それまでの経験で分かっていました。当たり前になりますが、**規則正しい生活、バランスの取れた食事が病気を治す**のです。

40代で白髪が混ざり始め、総入れ歯宣告を受けたのをきっかけに、私は毎日の生活習慣を徹底的に見直しました。食習慣も変え、毎日運動を続けるようにしました。

その結果、白髪の毛の根元が黒くなり、やがて白髪混じりが消えて黒髪に戻りました。もちろん、歯は今でも入れ歯ではありません。生活習慣を見直すことで、70代の今でも40代の〝脳力〟と健康体を保っています。

そのキーワードが、**「色の着いた食物は体にいい」**ということなのです。

ニンジンを食べると、動脈硬化、がんなどに効きます。

レバーやサバは、元気度が増します。

レモンは体内の酸化物を排出してくれます。

それぞれの食物によって効果は異なりますが、こういったものを意識して2週間食べ続けると、体調は確実に良くなります。

もちろん、いい加減な食事をしていた人には2週間でもきついかもしれない。また、あまりにも凝ったメニューも気疲れします。

要は、色の着いた食物を食べればいいんだ、というところから始めて下さい。そしてまず、1週間、続けてみて下さい。効果があらわれ始めるはずです。

■「元気で長生き」しなければ、人生面白くない

医学が進歩し、日本は世界有数の長寿国になりました。しかし、寝たきりだったり認知症が進んでいたり……という人も少なくありません。元気で明るく生きられなければ、「つまらない余生」ということになります。

高齢になっても元気で生きられるカギは、40歳～60歳ぐらいに乱れがちな生活習慣を、早いうちに見直すことです。若い頃は少々、無茶をやってもリカバリーが効きましたが、中高年になると無茶はどんどん体を悪くします。

緑色の食品は、がんや認知症を50％軽減します。黄色のオメガ3の油は、心筋梗塞・脳梗塞を予防します。赤色の食品を摂ると骨粗鬆症（そしょう）になりにくくなります。茶色の食品は、うつに効果的です。紫・黒色の食品は、１００歳まで元気に生きることにつながります。反面、白米や砂糖に代表される白い食べ物は、寿命をちぢめます。

こういったことを、**単に私の経験話ではなく、膨大な資料（巻末）を元にして解説していきます**。

この本は、50代の、あまり健康とは言えない人（太田さん）に、私がレクチャーをする形で進みます。専門的な話もありますが、最小限にしました。

食べるだけで元気な体を取り戻せる「色着き食物」。豆腐や納豆など、とくに面倒な調理の必要がない食品を中心に選びました。調理法によって効果も変わりますので、簡単な調理法もご紹介します。

みなさんの元気な人生を祈って！

２０２０年6月

医学博士　刑部恒男

2週間で感動的に
元気になる！

医者の「色着きごはん」

医学的長生き食事術

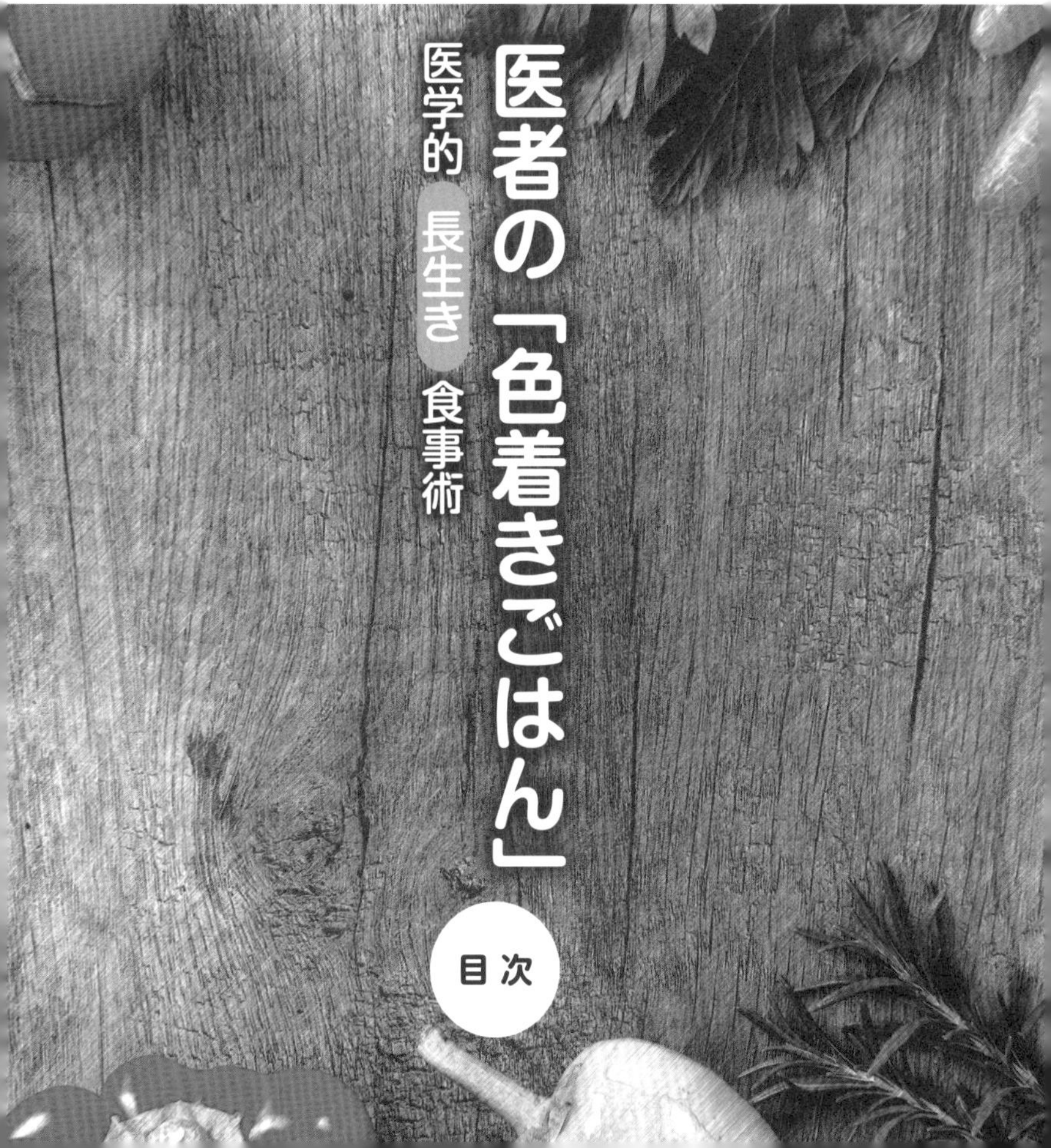

目次

第1章 「緑色の食品」は、がん、認知症を防ぐ

お茶、ほうれん草やブロッコリー、レバーなどは、がんや認知症を50％、白内障を20％軽減する。

第2章
「茶色の食品」で、うつを防ぐ
胚芽米、大豆、……茶色の食品は、「神経系」に効く。

第3章

黄色は、とくに「動脈硬化」を防ぐ

黄色の代表は「油」。なかでも「不飽和脂肪酸」というものを理解しておこう。

- 腸内細菌には善玉菌と悪玉菌がいる
- ヨーグルトは食前でも食後でも効果がある
- 腸では免疫細胞のなんと80%がつくられる
- アレルギーを防ぐには母乳期間を長くする

01

「油」とひと言で言ってもさまざまあります

「オメガ3」の油を摂れば心筋梗塞、脳梗塞にならない

- アブラ（油）は本当に体に悪いのか?
- オメガ3の「EPA」「α-リノレン酸」「DHA」は優良油
- 「オメガ6」と「オメガ3」は、4：1の比率が理想的です
- オメガ9の「オリーブ油」は心筋梗塞を30%減らします
- 「オリーブオイル」は、エキストラバージンを選ぼう
- 油を選ぶときは、調理法との兼ね合いを考えよう

第4章

「赤・橙色」は骨粗鬆症、肌の老化、痛風に効く

赤、橙の食品で骨を強くして、寝たきりにならない体をつくろう。

カバーデザイン　石村紗貴子
本文顔イラスト　かねこひろこ
執筆編集協力　片山一行
DTP　ベクトル印刷㈱

Prologue プロローグ

「白い」食べ物は、いろんな病気を引き起こす

キーワードは「酸化」「糖化」「炎症」。
この3つを抑え込めば
間違いなく元気になります。

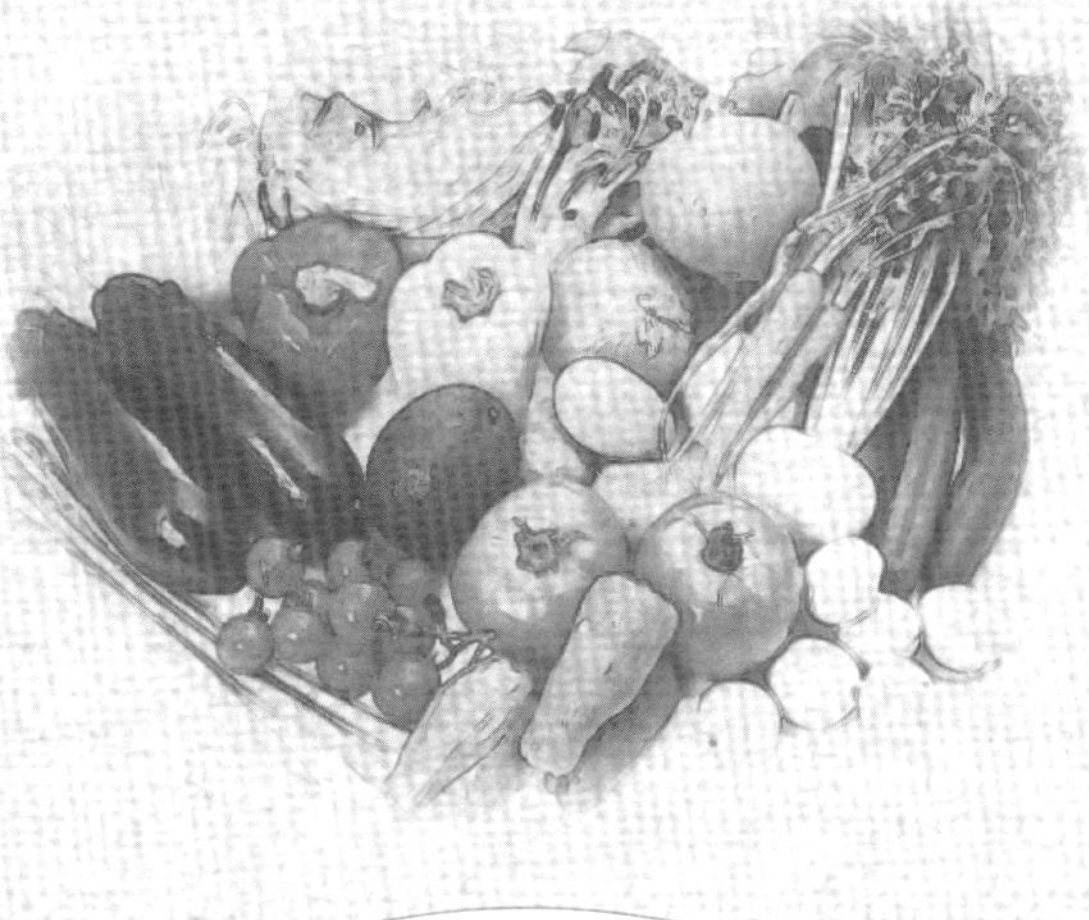

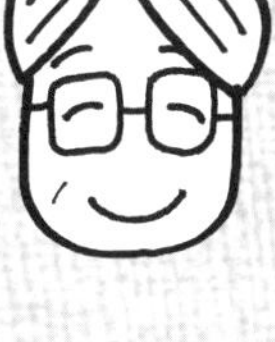

オサカベ先生の
「元気になるレクチャー」
始まる。

01

白い食品は、なぜ体に悪いか？

「白い食品」を多く食べるとメタボに進行していく

薬に頼ってはいけません

ここは北陸地方の、オサカベ先生のクリニック。そこへ、見るからに顔色の悪い、しかもお腹がポッコリの「太田さん」がやってきました。

あら、太田さん！　またですか。10日ほど前に来られたはずですが。たしか下痢気味で……。

とやさしそうな看護師さんが言います。オサカベ先生の方針で、クリニックでは下痢止めを出しません。下痢は、お腹の中の悪いものを体が出したがっているわけだから、つらくとも出し切るまで……という方針です。10日ほど前も太田さん、下痢気味でクリニックを訪れました。消化を助ける薬と整腸剤を処方してもらったのですが、本人の話によると、おいしい天ぷらだったので食べ過ぎて、酒も進んだ……とか。

太田さんは今どきの「ネットワーカー」。出版関係の仕事もしています。東京から北陸に移住して、55歳、独身。そろそろ体もきつくなる。東京だけが働く場ではないから、いいことではありますが、生活も不規則……。こういう人、都会には、たくさんいますね。

この間と同じような症状だから、薬だけもらって帰れないかと……

うーん、処方箋はね、医師しか書けないんですよ。ちゃんと先生の診察を受けて下さい♡

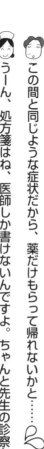

そうは言っても、仕事で時間もないし……。

ぐずぐず言っている太田さん。どうもこのクリニックの〝常連〟のようです。そこへ診療が一段落ついたオサカベ先生が顔を出しました。

この間と同じ症状……？　それは私が判断します。それにね、あなたは少し薬に頼り過ぎです。こないだ胃腸薬を処方しましたが、そのあと食べ過ぎ、飲み過ぎはしませんでしたか。

うっ……

そういう食生活を続けていると、薬も効きません。それどころか、だんだん量を増やさないと効果がなくなり、副作用が怖くなる。そもそも、月に何度もここに来ること自体、あなたの体はボロボロということです。そんな暇があったら運動しなさい

ボ……ボロボロですか！！！

血圧も高め。肝機能もギリギリです。血糖値も危ない、胃腸も弱い……。とりあえず、最も軽い薬で抑えていますが、しょせんはごまかし。根本的なところから体質改善しないとね

しかし、根本的と言っても、生活や体質の改善には時間もかかるし、面倒だと思っている人も多いでしょう。そういう人はすぐに薬に頼ります。

食事を改善するだけで、2週間で健康になる

薬で治る病気も多いですが、薬だけではいけません。副作用もあります。

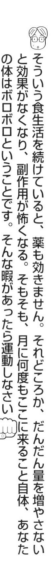

それに、太田さんみたいに飲んでいると、いざというときに効きません。たとえ市販の軽い胃腸薬でも、最初は「食べ過ぎたときに少し」で効いたのが、毎食後飲むようになりかねないのです。もちろん、胃潰瘍などになると治りきるまで、医師の指示どおりきちんと飲み続けなければなりませんが、太田さんのように消化不良程度の人の場合、連用する

と胃腸が本来の働きをしなくなります。体が薬に頼ってしまう。
睡眠薬のような向精神薬は、なおさらです。そのうち、薬がないと眠れなくなります。

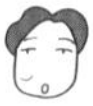
でも先生、生活習慣改善と言っても、ボクは意思も弱いし、自己管理力もないし●●●●●

まずそこからですね、じゃあね、今度の昼休みにここへいらっしゃい。2週間で今の不調を治す食事療法をお教えします。絶対に効きます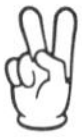

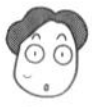
に、2週間ですか！　それはおいしい、いや、ありがたい！

若い頃は筋肉もあります。筋肉はエネルギーを使っていますから、太りにくい。しかし太田さんのように50歳を越え、しかも運動習慣もない。そうなると年齢とともに筋肉が落ちていき、いわゆる「メタボリック症候群（メタボ）」になります。
メタボは、脂質異常症、糖尿病、高血圧症、動脈硬化、心筋梗塞、脳梗塞……いろいろなところに悪影響が出てきます。**「色着き食品の効果」についてお話ししますが、それも「メタボにならない体をつくる」「メタボから脱出する」ためでもあります。**

02

砂糖と白米はボケと老化につながる!?

当たり前のように食べている白米と砂糖は、ほとんどの病気の〝元凶〟です

色着きの自然食品を2週間続ければ元気になる

1週間後、クリニックの昼休みに太田さんがやってきました。

センセー、お世話になります。今日は、おおいに期待してやってきました。おいしい……いや、ありがたいお話が聞けるのではないかと……♥

どうも、「1粒で元気もりもり」とかいった怪しいサプリを買いに来たみたいでもあるけど、まあ、いいでしょう。じっくりいきましょう。

まず最初に言っておきます。

色鮮やかな自然食品をまんべんなく食べることで、がん・生活習慣病・糖尿病・動脈硬

化・高血圧・物忘れ・認知症・うつ病・精神病・更年期障害・骨粗鬆症・腰痛症・関節痛・シモの病気など、あらゆる病気を予防・治療できる……ということ。これからお話しすることは、色着き食品のどこがどうイイか、です。

こういう食事療法を続けていれば、2週間で確実に効果が見えてきます。ほとんど何にでも効果があります。ただし人工着色などはだめですよ。あくまで、自然食品です。

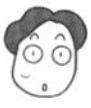
それはもう、即効に近いじゃないですか。そういえば、無農薬の真っ赤なトマトなんか、見るからにおいしそうですね。おいしいだけでなく体にもいい……

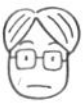
そうです。ただし「白色」は、認知症、糖尿病、高脂血症、心筋梗塞、脳梗塞、がんになるので控えたいですね。それに2週間でも継続は大変ですよ。私がこれから話すことは、「2週間続ける」のが大前提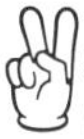

します、します！　でも、ご飯を食べるな、甘いものはダメ、と言われても……。白いご飯はおいしいですし。疲れたとき飴玉1粒で元気になりますしね

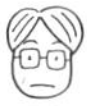
それも控えめに、ということです。白米はおいしいんだけど、いつも白米ではいけません。白いご飯をいっさい食べるなとは言いませんよ。胚芽米がお薦めです。問題は砂糖です。

砂糖に含まれるブドウ糖は脳にとって重要なエネルギー物質ですが、疲れたからといって、いつも飴玉で簡単に糖分を摂って元気になるのはＮＧですね。**飴玉は砂糖のかたまりで栄養素は空っぽです。しかも、急激な高血糖の直後には低血糖を起こします。**よほど疲れたときに、たま～に1粒が限度です。

この血糖値のアップダウンを繰り返していると「ジェットコースター現象」が起きて1粒では止められなくなり、気がつくとイライラやうつを引き起こします。

それよりも糖分も含まれ、栄養素も豊富な果物のバナナを1本食べたほうが、血糖の動きはなだらかで、ビタミン不足も防げます。私は朝の食欲がない人には、「せめてバナナ1本だけでも食べなさい」と言っています。

デスクワークで口がさびしくなったら、アーモンドや落花生を2、3粒つまむといいですね。砂糖の摂りすぎがなく、栄養豊富で腹持ちがよいですよ。

言い換えれば、色の着いていない「白い食品」は危険！　ということです。

米の胚芽を削り取ったのが白米で、胚芽の中にはビタミンB1を初め、ガンマ（γ）オリザノール、ギャバ、ナイアシン、トリプトファンといった栄養素が豊富に含まれています。私は20年以上前から胚芽米を主食にしています。

健康飲料も、実は体には良くない

また健康飲料というものがあります。朝起きたときにぐいっと1本、なんて人も多いでしょう。たしかに元気は出ます。けれども1本100円、200円程度の健康飲料の主成分は、糖分とカフェイン、タウリンなどです。

疲れ気味のときに炭酸飲料で、糖分が含まれ、身心を興奮させる効果のあるカフェイン、タウリンなどが入っていれば、「元気になった気がする」のは当たり前です。多少は疲れが取れますが、一時的なもの。その証拠に、ドリンクにはほとんどのものに「1日1本。連用は避ける」と書いてあります。カンフル剤のようなものです。

「朝チャージ！」などと書かれたゼリー類の食べ物も、糖分がいっぱい！

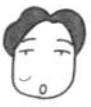
要するに糖分が悪さをするわけか。。。。。。

そう、健康飲料の飲み過ぎで糖尿病が悪くなった人もいましたから、ほどほどにすること。食事の量も腹八分がいちばんいい
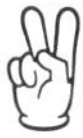

ボクは甘いものには目がないので、つらいところですが、なぜ糖分がダメなんですか。若い頃は平気だったじゃないですか。

若い頃は基礎代謝も高く、活動エネルギーが活発なので糖分を使い切ってしまいますが、歳をとると使い切れず余った糖分が毒になるのです。

あの～、すみません。「キソタイシャ」って、何ですか？

アルコールは肝臓で分解されます。こういう働きが代謝。基礎代謝とは、何も運動もせずに安静にしていたときの、生きていくために必要な最低限のエネルギーのこと。言わば最低レベルの代謝です。

運動で筋力や心肺機能をアップさせるのも代謝。このときエネルギーを使います。運動すると心臓も肺も一生懸命動きますが、誰かみたいに食っちゃ寝だと心肺機能も落ちます。

あっちゃー。ボクなどは……基礎代謝にプラスαもない、ということですか

そうです。筋肉は代謝エネルギーを使いますが、脂肪は「あるだけ」です。若い頃は筋肉量も多いし、動いてエネルギーも発散しているから、1日で3000kcal以上必要なこともありますが、高齢になると筋肉量も落ち、基礎代謝は1500kcal以下の人も多いですね。これはポテトチップス1袋とカップラーメン1個、唐揚げ数個分です。

余った分は……。

脂肪になって皮下、内臓にたまるんですよ。ふふふ●●●

ひえ〜

もちろん適度な糖分は必要ですが、若い頃のような調子で食べていると、すぐに太ってメタボになります。**メタボは健康にとって、いいことはひとつもありません。**

色着き食品の効果を説明する前に、簡単に触れておきましょう。

「AGE」は老化の原因になる悪いヤツ

糖分は、血管を通って全身に行き渡ります。血液中の糖分——「血糖」が高くなると体のたんぱく質を糖化して、老化の原因物質「AGE」（終末糖化産物）が出現します。[*1]

………？？？

もしや太田さん、糖分と言うからグラニュー糖のようなものをイメージしていませんか。

そうです、そこなんですよね。血糖値が高いのがまずいのは分かるんですけど……☆

AGEは老化や病気の原因物質なのでしっかり説明しましょう

糖分が血液中でもグラニュー糖のようにサラサラならいいのですが、血糖が高くなると、糖分は体の細胞や組織のたんぱく質に絡みつき、体温で熱せられ「糖化反応」が起き、**キャラメルのようにべっとりと茶褐色に変化した「AGE」に変化**します。

するとゴムが劣化するように、脳や血管は硬くボロボロになっていくのです。

茶色い水飴みたいなもんですかねえ……。

まあ、おおむねそんな感じですね。

このように血糖が高いと脳や血管は老化が急速に進んで、認知症、糖尿病、腎不全、失明、脳梗塞、心筋梗塞などを発症させます。皮膚もシミ、シワだらけになる。AGEはまさに、最大の老化原因物質です。

糖尿病の検査でよく知られているHbA1c（ヘモグロビン・エー・ワン・シー）は、たんぱく質であるヘモグロビンの糖化、つまり老化現象を直接測定しています。

色の着いた食品は、これらをすべて改善させます。

ただし、どんなダイエットのサプリメントにも「正しい運動と、規則正しい生活をした場合」と書いてあります。**色着き食品プラスα、規則正しい生活**……これが基本です。例えば**「朝食抜き、夜更かし」では、色着き食事も効果なし、**です。

1章から「色の着いた食品」のメリットをお話ししますが、まず簡単に「白い食品の怖さ」を押さえておきましょう。

03

50を過ぎたら、ますます「白」は危険になる

「血糖値」が上がるだけでなく、体の器官や組織の老化も進む

「50歳」は糖尿病、突然死の危険性が一気に増す年齢です

はじめにまず、なぜ白い食品がダメなのかを、簡単に説明しましょう。

まず結論から言うと先ほどお話ししたように――。

白色の食品である**砂糖などは、糖尿病、認知症、メタボ、脂質異常症、脂肪肝、高血圧症、心筋梗塞、脳梗塞、脳出血の生活習慣病やがん、老化の原因になります。**

不摂生な習慣による暴飲暴食、運動不足が続くと高血糖状態になり、糖尿病になります。そうなると、全身の細い血管が「ＡＧＥ」による老化現象でボロボロになる「糖尿病性細小血管症」になり、さまざまな合併症が発生します。「神経障害」による手足のしびれ感や痛み、「網膜症」による失明、「腎症」で透析治療も必要になります。

うーん。要するに毛細血管が詰まる。はーい、質問です。糖尿病は、糖分で血がドロドロになって「血栓」ができて血管が詰まる病気ですね？

微妙に違うのであえて訂正すると、血栓が原因ではない。血管そのものがダメになる。とくに細い血管からボロボロになっていく。そして血管の老化が急速に進む。

だから毛細血管も、詰まってしまう……

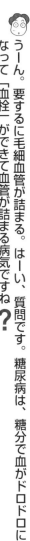

ですから、50歳を過ぎたらまず白い食品を控えること、糖質制限が基本です。炭水化物などの糖質の摂り過ぎが糖尿病を引き起こします。

お菓子が原因の「認知症」の怖さとメタボリックシンドローム

高齢化社会になって、ますます認知症が人ごとではなくなってきました。

まず、物忘れと認知症の大きな違いをひと言で言うと、食事の内容を忘れても食事を摂ったことを覚えていれば物忘れ、食事を摂ったことすら忘れてしまうのが認知症です。子どもや孫が分からなくなると誰が見ても認知症です。

認知症の人は甘党の人が多く、糖尿病が認知症を悪化させる因子であることも知られて

います。白い食品の砂糖や炭水化物を控えて認知症を予防しましょう。(＊2)

内臓脂肪から分泌される怖いホルモンが、メタボの元凶！

メタボリックシンドロームの正体は何か、ご存じですか。

いわゆる「内臓脂肪」がたまるんでしょ。お腹がポッコリ出る……

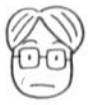
そうです。分かってるじゃないですか。太田さんはメタボ寸前です。

メタボの正体は、「内臓脂肪細胞」から分泌される悪玉ホルモンたちです。

①お腹がポッコリしている人は、②中性脂肪がわずかに高く、③血圧も軽く高いだけなのに、**これらの危険因子が3個揃うと、狭心症や心筋梗塞の発症が31倍になる。**

太田さんは一見すると小太り程度です。しかしお腹がポッコリ出ている。これは内臓に脂肪がこびりついていて実質的には「肥満」です。

Dr. メタボリックシンドロームの怖さ

過栄養・運動不足

↓

内臓脂肪がたまる！

↓

内臓脂肪から悪玉ホルモンが分泌される

お腹ポッコリ

血圧少し高め

中性脂肪が少し高い

↓

この3つが揃うと、
狭心症や心筋梗塞の発症が
何と31倍になる！

先ほど「基礎代謝」のことをお話ししましたね。

基礎代謝の内訳を見ると、体温の維持などのために「筋肉」が使っているエネルギー消費が40％と最も多く占めています。寒くなると、体がブルブル震えますよね。筋肉を使って体温を保っているのです。**筋肉が多いと基礎代謝が上がります。**

つまり運動をする大きな目的は、運動による直接的なエネルギー消費だけでなくて、**筋肉をつけて基礎代謝を上げ、無駄な脂肪がたまりにくい体にすること**です。


へそ周りが男性なら85㎝以上（女性なら90㎝以上）の肥満、中性脂肪150㎎／dℓ以上、収縮期血圧130㎜Hg以上……とそれぞれは大したことなくても合計3個になるだけで、狭心症や心筋梗塞のリスクが一気に増えるのです。

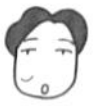
「中性脂肪」とか「収縮期血圧」って……？

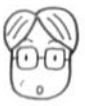
いまお話しした数字は、そのポッコリお腹の脂肪からあふれた「中性脂肪」という油の血液中の量のこと。それから血圧は、測るとき130と80とか言うでしょ。高いほうが心臓が収縮したときで、「収縮期血圧」。血液が心臓から全身に送り出された状態です。低いほうは心臓に血液が集まっているときで「拡張期血圧」です♡

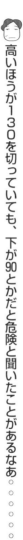

**高いほうが130を切っていても、下が90とかだと危険と聞いたことがあるなあ。。。。。。**

**そうなんです。血管に絶えず90以上の圧力が加わっていると、血管そのものが傷む。80以下の圧力になってリラックスさせる必要がある。下は80を切りたい。両方の数値を見ましょう。**

普通、人間は皮膚の下に「皮下脂肪」があり、その下に筋肉があり、その下に内臓があります。この内臓に絡まっているのが内臓脂肪です。

これが、さまざまなホルモンを分泌していることが分かってきました。

脂肪は善玉ホルモンを分泌して血糖を正常にし、血管を修復し、血管拡張作用で血管を守っています。しかし、内臓脂肪が蓄積すると善玉ホルモンの分泌が減り、糖尿病や動脈硬化になります。

さらに、内臓脂肪細胞から悪玉ホルモンが分泌されて糖尿病を発症させます。また、高血圧症にもなります。それだけでなく、血栓形成を引き起こす「PAI-1（パイワン）」が分泌されるので、脳梗塞や心筋梗塞を引き起こします。このようにメタボではドミノ倒しのような連鎖反応が起きて、心筋梗塞や突然死が起きます。

メタボリックシンドロームが一般的になる以前から、**高血圧症、脂質異常症、糖尿病、肥満の4つが揃うと突然死を起こすことから「死の四重奏」と言われてきました。**

砂糖、お菓子、米、パン、うどん、スパゲティなど炭水化物である白い食品を少なくし、色の着いた食事をしっかり摂ることで、メタボを防ぐことができます。

若いときは糖分が多くても大丈夫だが、高齢になるとかなり危ない

若いときと同じように炭水化物の食事をメインにしていると、余った糖がＡＧＥとなって老化が早く進みます。病気を発生させるだけです。

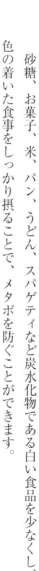

とくに高齢になればなるほど、糖質を控えることが大切なのは分かりました。どれだけ控えるのがいいんですか？

1食の糖質は、ご飯半盛り、パン1枚、麺類半玉程度を目安にするだけです。平均的な糖質摂取量の半分程度に抑えるだけです。「糖質半減食」です。[*3]

何だか寂しい食事だなあ

大丈夫です。徐々にやっていけばいい。それに全体のボリュームは減りませんから OK

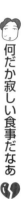

糖質を半分にした分、お魚、お肉、タマゴ、大豆製品、野菜、キノコ、海藻などを好き

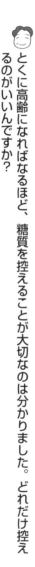

なだけ増やせます。しかも、糖質半減だからダイエット食。

大切なポイントは、食べる順番です。まず、色の着いた野菜や海藻を最初に食べましょう。食物繊維を先に胃腸に送ると、消化吸収がゆっくりになるので、急激な血糖上昇が防げます。次に、メインのお魚やお肉を食べましょう。最後に、ご飯を早食いしないでよく噛んで食べると、食べ過ぎないで充分満腹感を得られます。

Dr. まず食物繊維を！

色の着いた
野菜や海藻

↓

**消化吸収が
ゆっくりになる**

↓

メインの魚や
肉を食べる

↓

**これだけで
ダイエットにつながる！**

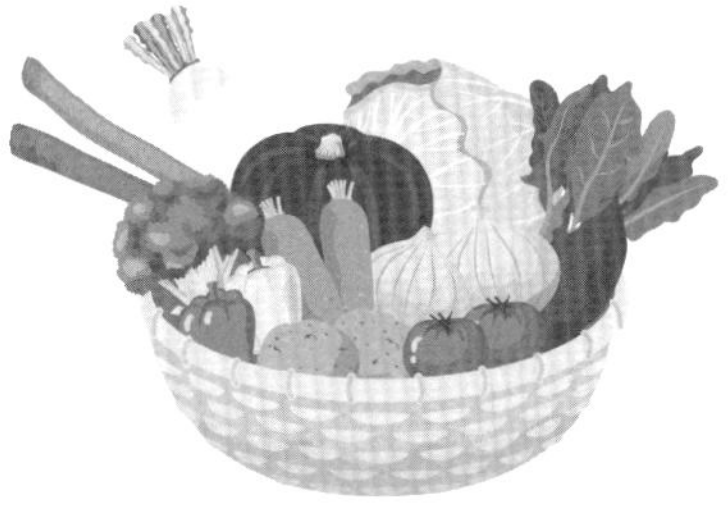

04

「酸化」を防げば「病気にならない体」に生まれ変わる

人間にとって酸素は大事だが、過剰になると酸化、つまり「錆びる」

そもそも「酸化」があらゆる病気を引き起こす

私たちが病気になったり老化するのは、「酸化」が主な原因です。つまり、体が錆びるわけです。

そこなんですよねえ～。糖化はさっきのキャラメルの話で分かるんですけど、人間は酸素を吸って生きているでしょ。なのになぜ「酸化」がダメなんですか？

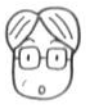
「酸素を吸って生きている」は、間違いではないけどちょっと違います。「空気」は、窒素が78％、酸素が21％、二酸化炭素0・03％、その他1％弱で成り立っています。動物や植物は、この環境がベストの状態で生きているので、酸素が多過ぎても少な過ぎても問題が起きるの

です。よく「酸欠状態」とか言いますが、これは酸素が足りない状態。

でも酸化は……？

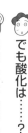

動物は生命維持のために、「酸素」が大切な物質です。だけど、「酸素」はとても不安定で反応しやすい物質なんです。悪い方向に反応すると、体にも悪影響が出ます

「酸素」が必要以上に多くなると、酸素の悪い影響である「酸化」が起きて、鉄が錆びるように私たちの身体も錆びやすくなります。

そもそも多くの病気、体調不良には、ほとんど酸化が関係しています。鉄は空気中の酸素で茶褐色に錆びます。リンゴも切って放置すると茶褐色になります。これが「酸化」。人間の細胞も酸化して病気になり、老化していきます。

酸化していない新鮮なリンゴはおいしいし体にもいいけど、茶褐色に酸化してしまうと、まずいし体にもよくない。人間の細胞も酸素がないといけないけれど、酸化すると悪影響が起きるわけです。

このとき、酸素が多ければ多いほど酸化のスピードも速い。

空気中の酸素は、体内に入って、「活性酸素」という物質に変身します。この「活性酸素」が、体を酸化させる原因となるのです。

活性酸素が「慢性炎症」を引き起こしている

では、さまざまな病気を引き起こす慢性炎症のメカニズムについて説明しましょう。

人間は昼間、ストレスによる虚血状態で組織は損傷します。損傷部では「白血球」が傷口に集まり、細菌を殺傷するために活性酸素などを出して炎症が発症します。殺した細菌は、白血球が食べて処理します。

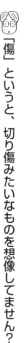

「傷」というと、切り傷みたいなものを想像してませんか？

はい、まさに！　違うんですか？

ここで言う「傷」は、体のあらゆる部分の不具合、とても捉えて下さい。たとえば、下痢や吐き気。これは胃炎や腸炎が原因です。肺炎や中耳炎などもそう。腰痛なども関節や腰の炎症です。

じゃあ、そもそも、傷ができないようにすれば、白血球が登場して活性酸素ができて、酸化もしない、というわけですか

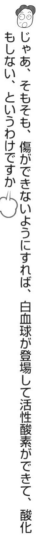

その通りです。そこまで分かっているだけで充分です！

夜になると免疫細胞の「肥満細胞」（マスト細胞）が主体となって「傷の修復活動」を始めます。道路工事で傷ついた部分をドリルで破砕するように肥満細胞は異物を処理するために、大量の活性酸素などを出して炎症を起こしながら傷の修復をします。

このように、昼間に外敵と戦っているときも、夜間に異物処理をするときも炎症が起きています。ところが、睡眠時間が少ないと昼間にできた傷の多くが修復されないまま翌朝になってしまいます。いわゆる自律神経も不調になります。

連日充分な睡眠と休養がとれない状態が続くと、修復過程の炎症がくすぶり続ける慢性炎症が起きます。現代社会、こういう人はとても多い（*4）。

慢性炎症性疾患の代表としては、気管支喘息、アトピー性皮膚炎、変形性関節症などがあります。原因不明の自己免疫疾患である橋本病、膠原病、関節リウマチなども慢性炎症が引き起こした疾患です。

Dr. 慢性炎症とは？

昼

ストレス・不規則な生活で
活性酸素が発生し
炎症が起きる！

↓

夜

充分な睡眠と
栄養を摂らないと、
傷の修復が不完全になり、
炎症が慢性化！

↓

慢性胃炎、慢性腸炎、
気管支喘息、
アトピー性皮膚炎 etc.

炎症を修復するのも
自律神経です

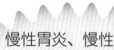

大事なことだから、自律神経について説明します。太田さん、あなたは「心臓を動かそう」と思いますか？

それは、体が勝手にやってくれることで。。。。。。

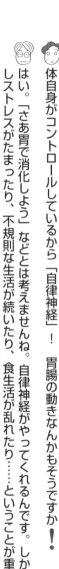

そうです。人間が自分の意思ではコントロールできず、体がコントロールしていることはたくさんあります。

体自身がコントロールしているから「自律神経」！　胃腸の動きなんかもそうですか！

はい。「さあ胃で消化しよう」などとは考えませんね。自律神経がやってくれるんです。しかしストレスがたまったり、不規則な生活が続いたり、食生活が乱れたり……ということが重なると、この自律神経が正常じゃなくなる。炎症を修復するのも自律神経ですが、食生活がいい加減だと自律神経がきちんと働かないから、胃腸の炎症も治りにくいんです。

ともあれ、脳梗塞、心筋梗塞、メタボ、糖尿病、認知症なども慢性炎症が関わっています。慢性炎症を防ぐには、その日の傷の修復は翌朝に持ち越さないことです。そのためには充分な睡眠と休養が最も大切になります。

「慢性炎症」だと、「常に体調が悪い」状態になる

太田さんは典型的な慢性炎症。しょっちゅう下痢しています。胃腸がつねに炎症を起こしている状態です。これは薬では治りません。

食あたりでもないわけですから、胃腸が元気に働いていないのです。太田さんは自宅が仕事場で、仕事柄無理もないとはいえ、食事時間もバラバラ。朝抜きも多い。基本は１日３食、できるだけ決まった時間に食べることです。

普通のサラリーマンにも同様のことが言えます。こういう状態だと、そもそも〝元気〟が出ません。「うつ」状態になることもありますね。

朝はなかなか食欲ないんですよねえ

そういうときは野菜果物のジュース、バナナなどでもかまいません。消化はいいですから。

ただし、果物には糖分も多いから気をつけましょう。

夜食でもしない限り胃腸は夜の間は休んでいて、朝食に備えています。この状態で、朝食が入って来たり、来なかったりでは、胃酸の分泌もスムーズにいかない。充分に消化されずに腸に送られるから腸にも負担がかかり、腸炎を起こし、下痢や便秘になるのです。

下痢や便秘は憂鬱ですねえ。

そう思うのなら薬に頼らず、食生活、生活習慣を見直すこと。決まった時間に消化活動をするのも、これも自律神経の働き。ところが朝を抜くと、空っぽの胃は迷っちゃうわけです。胃液を出していいものかどうか……。

でもボクは夜はしっかり食べますよ♡

それがいけません。太田さんはお酒を飲んでたらふく食べて、2、3時間寝たりします。だから逆流性食道炎になります。これは食道がんのリスクを高めます。胃と食道の間には逆流しないように「弁」がありますが、加齢とともにこれも弱ってくるのです。若いうちはいいけど、50歳、60歳になったら、「夜は少なく」が原則。

胃壁は、強い酸でもある胃液で自らを溶かしてしまわないようにバリアができています。

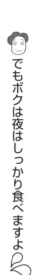

食物だけをドロドロに消化して腸に送るのです。しかし食道の粘膜にはその〝バリア〟がありません。ここに逆流してしまうのが、逆流性食道炎です。

食べ過ぎで、ゲップしたときに少量の胃液が出ることがありますが、そもそもそこまで食べてはいけません。「腹八分目」です。

痔や便失禁も、憂鬱で怖い！

また下痢や便秘を続けていると、かなりの確率で「痔」になります。肛門も立派な臓器と考えて下さい。太田さんはまだ踏みとどまっていますが、肛門が弱ると知らない間に便が漏れている「便失禁」が起こります。おならだと思っていたら、漏れている。

大腸にたまった便は、正常であれば直腸に移動し、いっぱいになると直腸の壁がそれを感じて脳に指令を送ります。

だから「便意」が起こるのか……。

しかし、肛門括約筋は随意筋つまり「締めよう」と思って締めることができます。ですからある程度までは我慢できますが、痔や便秘を繰り返したり、自律神経が乱れると、そもそも

この伝達システムがうまく働かない

漏れないように肛門括約筋をきゅっと締めようと思っても、日頃から爪先立ちなどの運動をして肛門を締めていないと、年齢とともに緩みます。

便失禁の症状があらわれるのは、60歳過ぎですが、運動不足で肛門括約筋の〝締まり〟が悪いと50代でもあります。

細胞膜は、酸化にとても弱い「不飽和脂肪酸」というもので、できている

人間の細胞膜は、何でできていると思いますか。実は「アブラ」なのです。

ただ、**細胞を包んでいる細胞膜は酸化にとても弱い「不飽和脂肪酸」という油でできています**。これはあとでも、詳しく説明しますね。

活性酸素が発生すると、酸化した油になります。「過酸化脂質」です。

いったん過酸化脂質に変化すると、酸化がドミノ倒しで連鎖していきます。細胞膜が破壊されると細胞は死んでしまいます。

私たち昭和世代は、動物性のバターよりも植物性のマーガリンのほうが健康的だと言われてきました。しかも、サラダ油が健康的だと……。

ところが植物油のほとんどが人工的な油のため、アトピー性皮膚炎、花粉症、喘息などのアレルギーが増えています。

コレステロール自体は悪玉ではない！「酸化」が悪玉

油で最も大きな誤解はコレステロールの悪玉説です。コレステロールが高めでも動脈硬化は起きません。コレステロールが「酸化」して異物化したときに初めて動脈硬化の原因物質になります。つまり先ほどからお話ししている「酸化」が悪玉なのです。

では酸化の影響を少なくするには……？

ここで色の着いた食事が必要になってくる……！

そういうことです！「抗酸化物質」とは、酸化を防ぐことができる栄養素のこと。周りの物質の「酸化」を防いでいる物質です。例えば、色の着いた植物に含まれるポリフェノールや、ビタミンA・C・Eなどです。ポリフェノールとは、お茶や赤ワインなど、植物の色の成分

です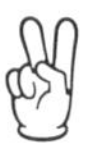

植物は「太陽エネルギー」を浴びて「水」と「二酸化炭素」から果実などの「糖質」をつくり出します。この現象が、「光合成」です。

その際に発生する大量の「酸素」は植物自身に「酸化」のダメージを与えます。そこで、植物は自身の酸化を予防するために「抗酸化物質」である色素をつくり出しました。

植物はさまざまな色に満ちあふれ、緑、赤、橙、黄、茶、紫、黒などがあります。これらの色素は「ポリフェノール」や「ビタミンA・C・E」と呼ばれる「抗酸化物質」です。

私たちは、「色の着いた食品」を食べることで、植物のつくり出したこの「抗酸化物質」の恩恵を得ることができるわけです。

ですから**抗酸化物質の多い「色の着いた食品」を食べて、「白色の食品」を控えるだけ。**

こんなシンプルな食事術で、さまざまな大病を防ぐことが可能です。

05 まず、色の着いた食事のメリットを簡単に見てみよう

緑、茶、黄、赤、黒、紫……色の着いた食事は、こんなにスゴい

「緑色の食品」は3大死亡原因のリスクを50％軽減する

緑色のポリフェノールは、先ほども触れた「抗酸化作用」がとても強い。ですから、活性酸素で発症する認知症、脳梗塞、胃がん、前立腺がん、卵巣がん、肺がん、白内障、黄斑変性症から私たちを守ってくれます。

日本人の死亡原因の第1位は「がん」で、第2位は「心疾患」、第3位は「脳血管疾患」です。驚くことに、**緑色の抗酸化物質は、この第1位から第3位の疾患すべてのリスクを50％減少させています。**

緑色の食品の代表である「緑茶」には抗酸化物質のカテキンが豊富で、緑茶を1日5杯

以上飲むだけで脳梗塞の死亡リスクが5割減ります。朝・昼・夕食後に煎茶を2杯ずつ飲むと、1日5杯以上。今日からでも簡単に実行できますよ。

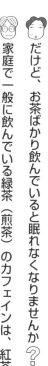

だけど、お茶ばかり飲んでいると眠れなくなりませんか？

家庭で一般に飲んでいる緑茶（煎茶）のカフェインは、紅茶やウーロン茶と同じ量（20㎎／100㎖）です。抹茶やコーヒーの3分の1。ただし、若芽を原料にする高級品「玉露」は8倍量（160㎎／100㎖）ですから別格です。普通の煎茶なら眠れなくなることはありませんが、カフェインの影響は個人差が大きいです。就寝前の飲用は控え、昼間だけ1日3杯ぐらいに。

また「ほうれん草」を食べると葉酸の効果で心疾患の死亡リスクが5割軽減し、ルテインというものの効果では白内障患者の2割が改善しています。（↓第1章）

「茶色の食品」でうつ病や精神病が改善する

茶色の食品は、多発性神経炎、自律神経失調症、過敏性腸症候群、更年期障害、うつ病、精神病、乳がん、前立腺がんの予防効果が絶大です。（↓第2章）

茶色の食品の代表である「胚芽」にはビタミンB1が豊富です。

また「胚芽」には、自律神経をコントロールするのに必要な「ガンマ（γ）オリザノール」というものが豊富です。ということは、自律神経失調症、更年期障害による動悸、倦怠感、めまい、頭痛、不眠などのさまざまな症状が改善します。

「大豆」は畑の肉と言われ、大豆の30％は良質なたんぱく質です。**さらにイソフラボン、トリプトファン、レシチン、カリウム、カルシウム、マグネシウム、鉄、亜鉛、銅、ビタミンE、ビタミンB1、葉酸などさまざまな栄養素がバランスよく含まれています。**日本人が長寿なのは、大豆の食材が貢献しています。1日に味噌汁3杯以上飲む人は、乳がんリスクが40％減少しているのです。

「落花生」や「カツオ」にはトリプトファンが多いので、うつ病、不眠などの精神症状に効果的です。トリプトファンは必須アミノ酸なので人体内でつくり出せません。そのため、食事から魚、肉、豆などのたんぱく質として直接摂取する必要があります。

このトリプトファンは体内で、トリプトファン➡セロトニン➡メラトニン という流れで変化します（➡P119）。

セロトニンはトリプトファンからつくられる神経伝達物質で、気分を安定化させます。

別名「幸せ物質」です。そのため不足するとうつ病を引き起こしやすくなります。メラトニンはセロトニンからつくられる睡眠物質です。ですから、トリプトファンの多いカツオ、豚肉、胚芽米、落花生を食べることでうつ病や不眠症を改善することができます。

「黄色の食品」の油とタマゴは積極的に摂りましょう

黄色の「野菜、果物」には強力な抗酸化物質があります。黄パプリカ、オレンジ、レモンにはビタミンCが多く、カボチャ、黄パプリカ、アーモンドにはビタミンEが豊富です。これらの成分が巧みな連係プレーで、酸化を防いでくれます。

結果的に、これらの**黄色い食品は心筋梗塞、脳梗塞、認知症を予防**するのです。

まず、黄色い食品の代表「油脂」からお話しします。

人間の体は37兆個の「細胞」でできています。

そのすべての細胞を包んでいるのが「細胞膜」です。人間はこの細胞膜を通じてさまざまな栄養素、酸素、水分などを取り入れています。ですから、細胞膜は柔らかくて変幻自在である必要があります。

そこで、素材として選ばれたのが油です。先ほど説明しましたね。とくに脳細胞は、なんと60%は油です。食品から摂る油の質は記憶力などの脳活動に直結するので、良質な油を積極的に摂る必要があります。

不飽和脂肪酸にはいろいろな種類がありますが、とくに**「オメガ3」と言われる不飽和脂肪酸が適しています。サプリメントの広告でよく聞くEPA、DHA、α-リノレン酸のこと**です。（→P152）

このオメガ3は、私たちの体内では合成することができないので「必須脂肪酸」と言われ、青魚、あまに油、えごま油などから毎日摂取する必要があります。最近、手軽な「さば缶」が健康に良いともてはやされているのは、こうした理由からです。

オメガ3の油が多い「青魚」、色の着いた「野菜・果物」、そして「オリーブ油」が基本です。**オリーブ油は、不飽和脂肪酸ですが熱に強く酸化されにくい**ので加熱料理に向いています。炒め物やドレッシングなど、健康的な油ですので積極的に摂りましょう。

「タマゴ」はコレステロールが多いので悪玉扱いされてきました。しかし、コレステロールは摂り過ぎても、肝臓が合成を抑制して調節しています。鶏卵を5~6個食べても、血中コレステロール値には影響しません。

タマゴは「完全栄養食」です。必須アミノ酸がすべてバランスよく含まれています。たんぱく質を構成するアミノ酸は20種類あります。そのうちの8種類は私たちの体で合成できないので「必須アミノ酸」と呼ばれ、食事から必ず摂取する必要があります。また、**卵にはビタミン、ミネラルも豊富**です。（→第3章）

「赤色の食品」……紅ザケで骨粗鬆症が治る

「ニンジン」に含まれる赤色のβ-カロテンは抗酸化物質であり、体内でビタミンAに変化して抗がん作用もあります。「トマト」や「スイカ」の赤色はリコピンで、ビタミンCの3700倍の抗酸化作用があります。（→第4章）

紅ザケのアスタキサンチンは、ビタミンCの6000倍の抗酸化作用があります。美肌効果、疲労回復、アンチエイジング効果は群を抜いています。

しかもビタミンDが豊富。紅ザケ1切れだけで1週間分のビタミンDが摂れます。骨の密度が落ちる骨粗鬆症（そしょう）には最適ですね。さらに、オメガ3のEPA、DHAが多いので血液サラサラになり、脳梗塞や心筋梗塞を防ぎます。

「黒色の食品」……ゴマのセサミンは抗酸化物質

「ゴマ」に多く含まれている、ゴマリグナンのセサミンは抗酸化作用があります。セサミンは小腸から吸収され、肝臓で作用します。代謝の活発な肝臓では活性酸素が出やすいのでダイレクトに抗酸化作用を発揮します。

また、**肝臓のアルコールを処理する酵素の働きを活発にするので二日酔いの予防効果もあります**。さらに、ゴマリグナンは大豆のイソフラボンと同じように植物性エストロゲンという成分の一種で女性ホルモンのエストロゲンと同じ働きをします。ですから、更年期障害、骨粗鬆症、生理不順、老化の予防効果があります。（↓第5章）

＊

ここまでは、「前置き」。次回から具体的に「色の着いた食事」についてお話しします。

第1章

Chapter 1

「緑色の食品」は、がん、認知症を防ぐ

お茶、ほうれん草やブロッコリー、レバーなどは、
がんや認知症を50%、白内障を20%軽減する。

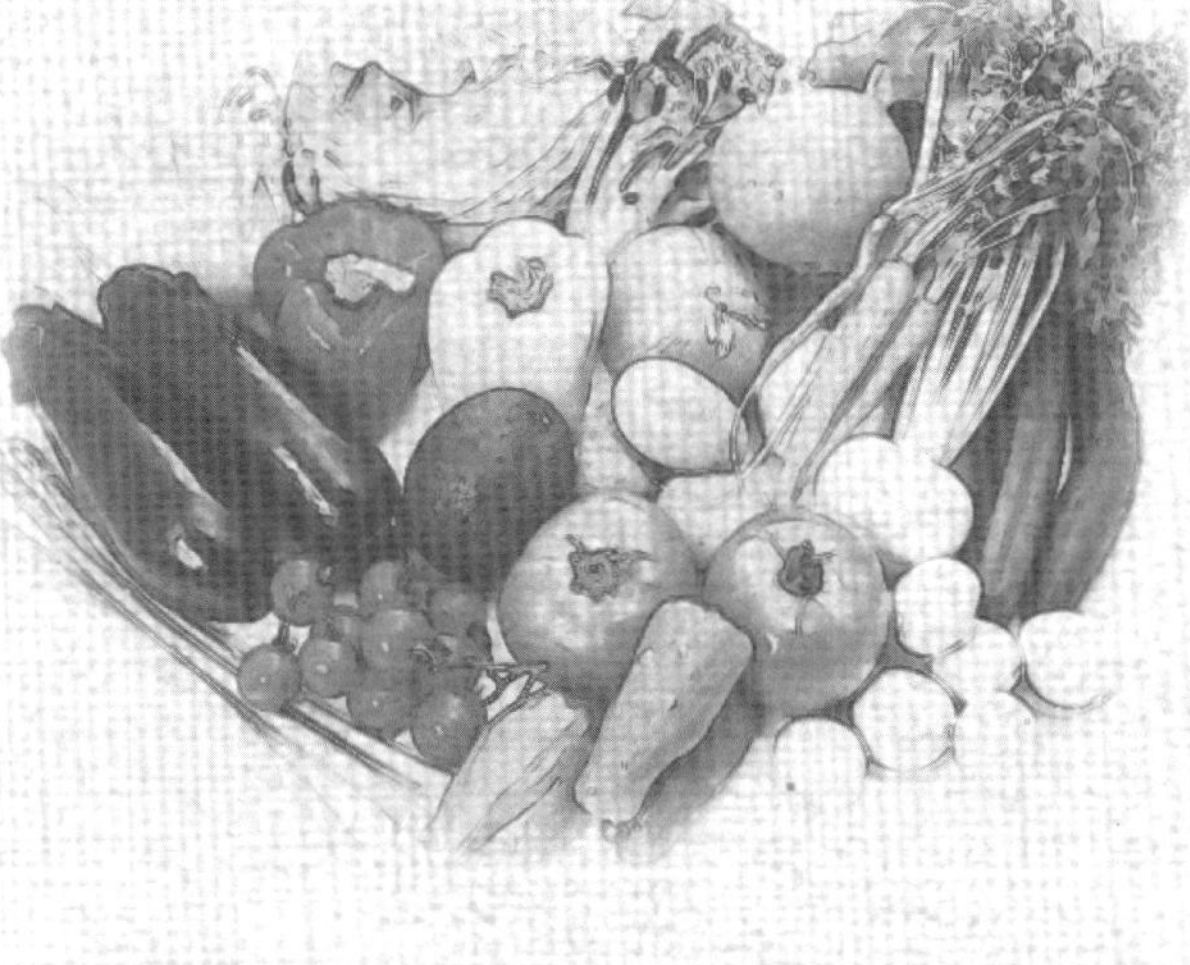

01

緑茶を1日5杯でがん、認知症、脳梗塞が50%減少

「お茶」には強力な「抗酸化作用」があり、〝老化〟を防ぐ

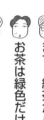

緑茶のカテキン、グルタミン酸、ビタミンCの凄い効果

先日の基本的な話で、太田さんも前向きになったようです。
今回からは、いよいよ具体的に、「色の着いた食品」の説明です。

センセ、今日は「緑」の食品ですか。

まず、緑茶から始めましょうか❤

お茶は緑色だけでなく「茶色」もありますが……？

茶色は、焙煎してからの色。緑茶も紅茶もウーロン茶も、葉っぱのときは緑です。これがか

なりの効果がある！

鎌倉時代の栄西が「茶は養生の仙薬なり。延齢の妙術なり」と語っています。**緑茶は、強い抗酸化作用で、認知症、脳梗塞、がんが50％減少すると報告されている**長寿の妙薬でもあります。

お茶はたくさんの種類がありますが、すべてツバキ科「チャ」の同じ葉っぱからできています。緑茶が自然発酵して茶褐色に変化して、ウーロン茶、紅茶になります。

緑茶は、渋みのある「カテキン」が抗がん作用、苦みのある「カフェイン」が集中力、旨味のある「グルタミン酸」が体内で「ギャバ」になり血圧を下げ、ビタミンCがレモンよりも4倍含まれています。

すでにお話ししたように、このビタミンCには強い抗酸化作用があります。実に健康によい食品なのです。

これから話すお茶のカテキンも、強力な抗酸化作用があります。つまり体が錆びる（老化する）のを防いでくれるのです。

緑茶1日2〜5杯で、認知症と脳梗塞を防げる

緑茶のカテキンは酸化を防ぎ、炎症を防ぎ、さらにがん、認知症、脳梗塞、高血圧、糖尿病、肥満、アレルギー、食中毒などを予防します。

緑茶の乾燥茶葉重量のうちの15%近くが、カテキンそのものなのです。

ちょ、ちょっとセンセ、そんなに一気に言われても……

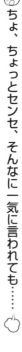

そうですね、ゆっくり説明しましょう。まず認知症と脳梗塞を半減させます。

それは凄いじゃないですか!

緑茶を1日2杯以上飲む人は、認知症のリスクが46%、つまりほぼ半減したと報告されています。(*1) さらに、脳梗塞の死亡リスクでも緑茶を1日5杯以上飲む男性は42%低下し、女性では62%も低下しています。(*2)

Dr. 緑茶摂取と認知症リスクの関係

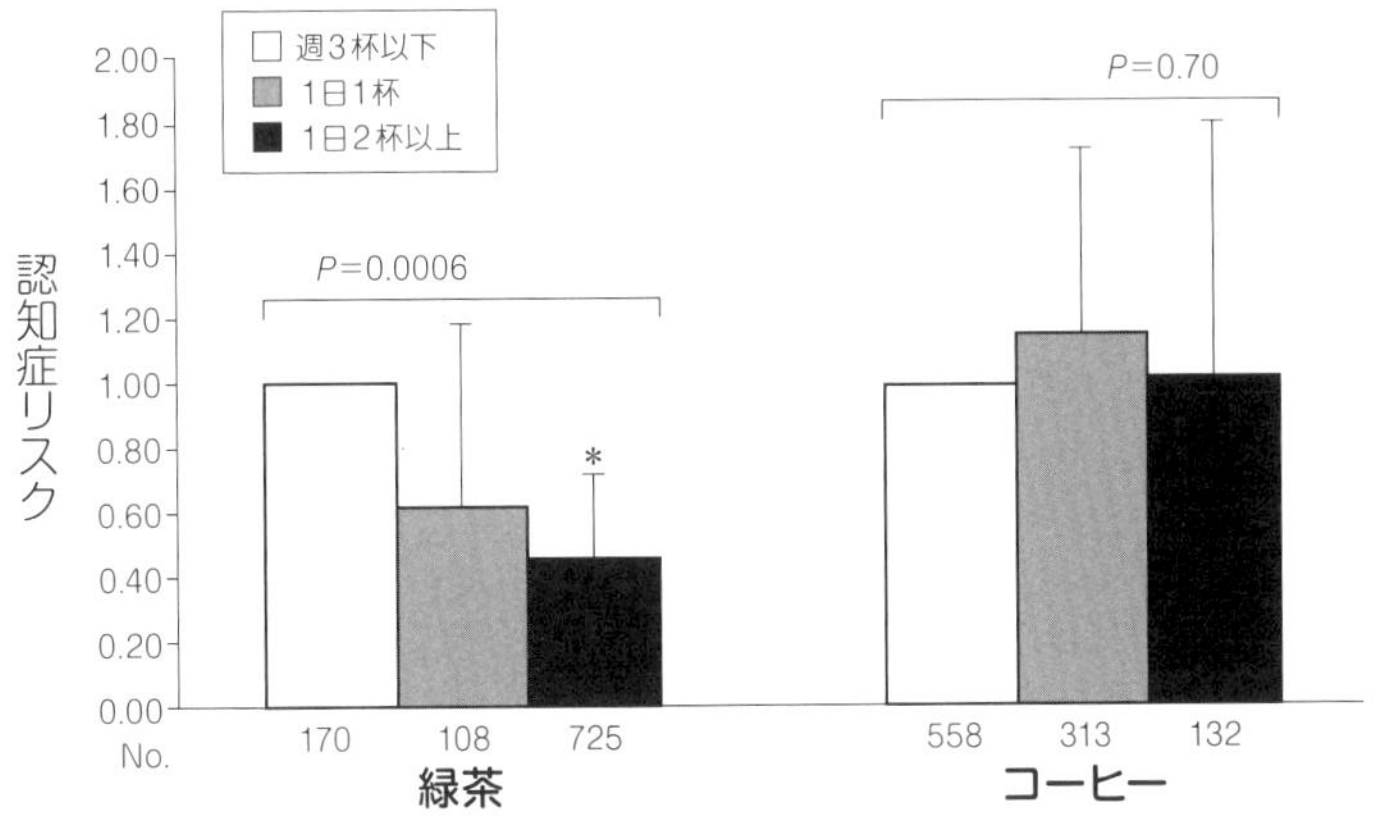

(AJCN. 2006；83(2)：355-361.)

緑茶は、「脳」を守っている

カテキンがどのようにして認知症や脳梗塞を予防しているか説明しましょう。

脳はエネルギー活動が活発で、全身の酸素消費量のうちの20％を占めています。ということは、最も酸化されやすい環境にあるわけです。

センセ～、さらりとおっしゃいますが、それ凄くまずいでしょ

そう、実にまずい

人間の体でいちばん大事な「脳」が、最も酸化されやすい……。

ですから、ちゃんと酸化されにくいようになっているんです。

要するに、脳には、異物の侵入を防ぐための厳しい防衛システムがあります。これが「脳関門（血液脳関門）」機構です。そのため、大切な抗酸化物質まで通過しにくい。しかし、**カテキンはこの防衛システムを通過できる**のです。脳関門は、脳血管のすき間を狭くして異物の侵入を防ぎ脳に必要な栄養だけを通過させています。この脳関門を通過できるのは主に脂溶性（油に溶けやすく、水に溶けにくい）のモノです。

抗酸化物質であるビタミンCは残念ながら水溶性（水に溶けやすく、油に溶けにくい）なので、ここを通過できません。

しかし、脂溶性のビタミンEと脂溶性と水溶性の両面性をもつカテキンは脳関門を通過できます。するとどうなるか……。

脳関門を通過したカテキンとビタミンEは、脳神経細胞や細胞周囲の酸化を抑えます。それによって、ＡＧＥが生まれることも防げます。さらに「アミロイドβ（ベータ）（要するに老廃物）」の蓄積を抑制して認知症を予防します。

あ、ベトベトの砂糖ですね。

そう、それがAGEでしたね♡

その脳関門というものを通過してカテキンが活躍すると、脳梗塞なんかも防げますよねえ。いいことを聞きました。

さらに、カテキンは脳血管動脈でも抗酸化作用を発揮します。脳血管の動脈硬化を抑えることで脳梗塞・脳出血も予防しています。

緑茶を1日5杯飲めば、前立腺がんが50％減少する

緑茶のカテキンには抗がん作用があります。

お茶産地の静岡県中川根町では、全国平均に比べ胃がんの死亡率が男性は20％、女性は30％も低いのです。また、緑茶を1日5杯以上飲む男性は進行性の前立腺がん発症リスクが48％も減少します。[＊3] 緑茶を1日5杯以上飲むだけで、前立腺がん、認知症、脳梗塞が50％減少する事実はもっと知られてよい研究成果です。

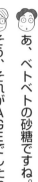

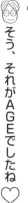

Dr. 緑茶のO-157抗菌作用

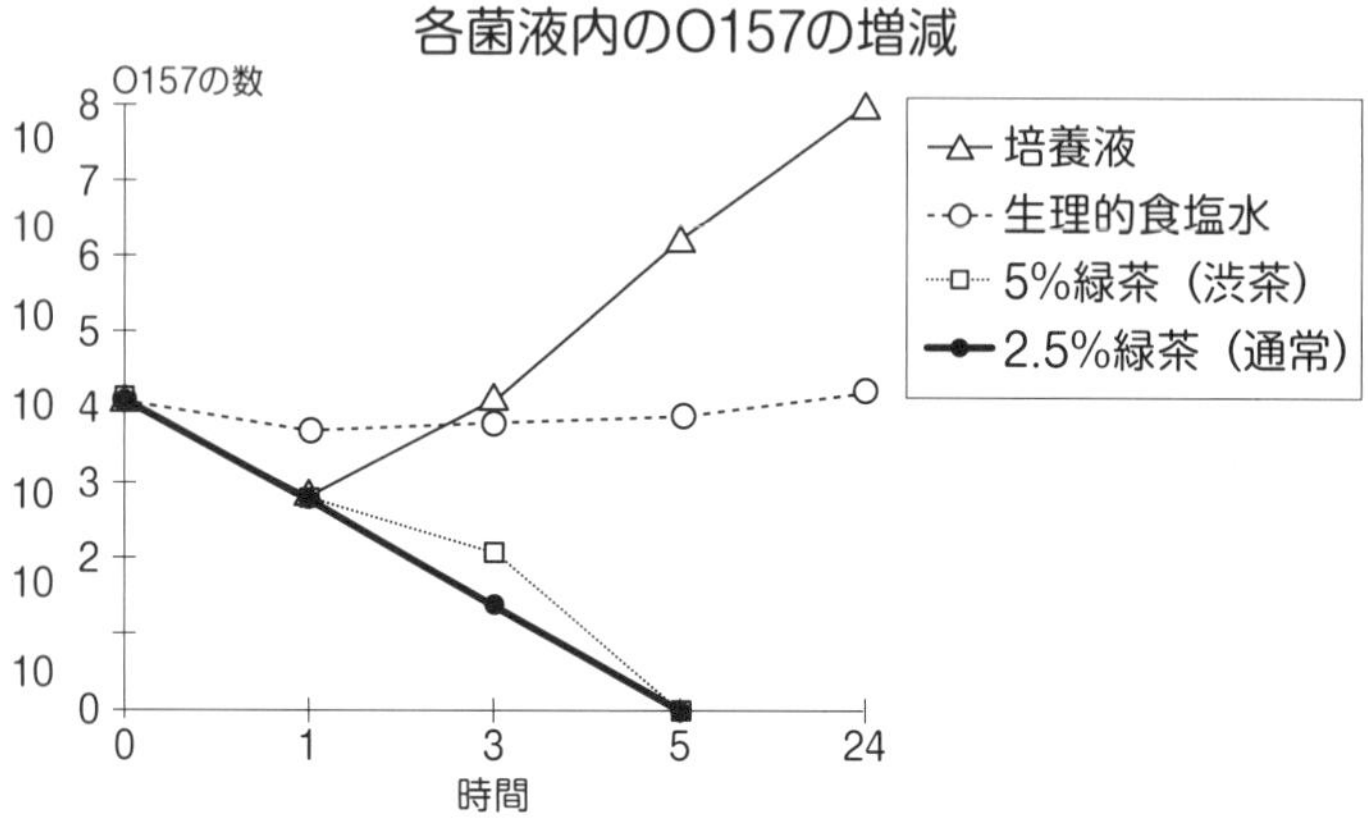

1996_www.ochaya.com/o157.htm)

日本人の3大死亡原因である、がん、心疾患、脳血管疾患をそれぞれ50％減少させる緑茶こそ、色の着いた食品のトップバッターですね。しかも、毎食後緑茶2杯飲むだけで1日5杯以上になりますから習慣化はとても簡単です。

緑茶には食中毒予防効果がある

緑茶の効果はこれだけではありません。さらに、抗菌作用もあります。

緑茶1㎖に1万個のO-157を入れると5時間後にはすべて死滅します。(＊4)

寿司屋では〝生もの〟を食べますね。しかし「あがり」の緑茶には、食中毒予防効果があるので、とても理にかなっているのです。虫歯・口臭予防効果もあるので、食後の緑茶習慣はさまざまな恩恵を与えてくれます。

ただし、できれば**冷たいお茶ではなく、温かいほうがいい。**健康なお年寄りは、ほとんど冷たいものは飲みません。温かいお茶をすするのが好きな人が多いですね。

そもそも冷たいものは体を冷やすので、健康にはあまりよくないのです。

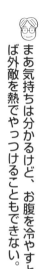

冷えたビールなんか最高なんですけどね

まあ気持ちは分かるけど、お腹を冷やすと下痢のもとにもなります。それに、体温が下がれば外敵を熱でやっつけることもできない。

だけど、熱が高いほうが危なくないですか

風邪で熱が出るのは、体がウイルスと戦っているからです。これが免疫機能です。ですから、よほどの高熱でない限り解熱剤は飲まないほうがいい。

ウーロン茶は脂肪を排泄させ、ダイエット効果あり！

ウーロン茶と紅茶は色が茶色だから茶色の章で紹介するのが妥当かもしれませんが、緑色の「緑茶」の親戚なのでこのまま話していきたいと思います。

半発酵茶であるウーロン茶は、発酵過程でカテキン同士が結合されウーロン茶ポリフェノールができます。

マウスの実験で脂肪の多い食事を与えた場合、ウーロン茶を10週間与えたマウスでは肥満と脂肪肝が抑えられ、脂肪排泄量が30％多くなっていた——という報告があります。**ウーロン茶ポリフェノールが脂肪分に吸着して排泄させる**からです。

脂っこい中華料理にウーロン茶はピッタリですね。

紅茶1日2杯で卵巣がんが30％減少する

紅茶には緑茶と同様、がん予防効果があります。紅茶を1日に2杯以上飲むだけで、1

杯以下しか飲まない人と比べて、卵巣がんのリスクは32％も低くなります。(＊5)

紅茶に含まれるカテキンは無色ですが、発酵することで2つのカテキンが1つになると、「テアフラビン」というものに変化して橙赤色になります。このテアフラビンには、腸での脂肪の吸収抑制によるダイエット効果があり、抗ウイルス効果もあります。

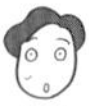

要するに緑茶にも紅茶にも、がん予防効果があり、紅茶にはダイエット効果も……。

そうです。ちなみに、インフルエンザウイルス予防にはカップ1杯の紅茶を、5～10倍に薄めたうがいがお薦めです（日本大学薬学部）。

紅茶や緑茶に含まれるカフェインは、コーヒーより少なめなのでほどよい集中力効果もあります。コーヒーのカフェイン量に対して、緑茶および紅茶はそれぞれ1/3の量です。

02

キャベツ、ブロッコリーは肺がん、胃潰瘍に効く

「とんかつ定食」などにキャベツがついている深い理由

キャベツで肺がんが50％減少する

キャベツにはがん予防の効果があります。アメリカ国立がん研究所が発表した「デザイナー・フーズ・プログラム」がん予防食品の中で、ニンニクと並んでキャベツが第1グループに指定されました。(＊6) キャベツのがん予防効果成分は、イソチオシアネートです。

キャベツなどのアブラナ科野菜の摂取量が多い男性非喫煙者では、肺がんリスクが51％低くなります。(＊7)

主に肺がんに効くわけですか？

はい。1日に小皿1杯（30g）で効果があります。

おお、すごいじゃないですか。小皿というと、てのひらぐらい……。

ほんの少しの量です。野菜が苦手な人でも、これぐらいなら大丈夫でしょう。

胃炎・胃潰瘍の予防には、なんと言ってもキャベツです

キャベツにはもうひとつ有効な成分があります。それは「ビタミンU」で別名「キャベジン」と言われ、胃潰瘍、十二指腸潰瘍に効果があります。**薬局で売られている総合胃腸薬の多くにはこのビタミンUが含まれています。**

ビタミンUは十二指腸から吸収されて血液に乗って全身に流れ、胃の血流が増し、胃粘膜の分泌が増進し、さらにたんぱく質合成を促進して粘膜を再生するため、胃・十二指腸潰瘍の予防だけでなく治療効果もあります。

たしかに！　とんかつ定食にキャベツの千切りが必ずついていますよね

脂っこいとんかつでの胃もたれにはキャベツがいちばんというわけです。

へえ〜〜、あのキャベツにも意味があるんだ！！！

油ものを食べたときは、キャベツ！　残さずに食べて下さい。

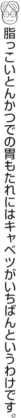

ブロッコリーはがん、胃潰瘍、貧血の予防効果あり

ブロッコリーは、抗がん作用があります。その成分は「スルフォラファン」と呼ばれ、発がん物質に対する解毒酵素を活性化させたり、がん細胞増殖を抑えたりする効果があります。ブロッコリーの発芽3日目の新芽のブロッコリースプラウトには通常のブロッコリーの30倍のスルフォラファンが含まれていて**抗がん作用が強い**と言われています。

ブロッコリーはキャベツと同じアブラナ科で、キャベツと同じ成分のビタミンU（キャベジン）が同程度に豊富です。キャベツと同様にこのビタミンUは胃潰瘍、十二指腸潰瘍を防ぎ、胃腸を守ってくれます。

さらに葉酸がほうれん草と同程度に含まれているのも、特筆すべきことです。**葉酸は細**

胞分裂や赤血球の増殖に必要であり、妊娠の初期の3カ月間は胎児発育や貧血予防のために通常の2倍は必要です。しかも葉酸を吸収するには大量のビタミンCが必要とされますが、ブロッコリーの含むビタミンCはほうれん草の3・5倍もあるので、ほうれん草よりも効果的に葉酸を吸収できます。

肺がんを防ぐには、禁煙して、キャベツ、ブロッコリーを食べればいい

男性のがんの死因は、1993年に胃がんを抜いて肺がんが1位になりました。肺がんの原因で重要なのは喫煙です。肺がん発生率は吸わない人の4・5倍です。本人だけでなく吸わない家族も副流煙で肺がん発生率が2倍に高くなるから迷惑です。

タバコをやめた日から発生率が下がり、10年間禁煙すれば2分の1、20年で4分の1に減少します。禁煙するのが最大のがん予防効果です。(*8)

食事では、キャベツのイソチオシアネートは肺がん予防効果があり、ブロッコリーのスルフォラファンも喫煙者の肺がんリスクを下げると報告されているので、キャベツやブロッコリーを積極的に摂りましょう。

03

ほうれん草は、脳梗塞・骨粗鬆症も予防する

「高ホモシステイン血症」という悪いヤツも、やっつける

葉酸の不足だけで、赤ちゃんは奇形児、発育不良になることも……

さらにほうれん草に豊富なのは「葉酸」です。

葉酸は妊婦さんの悪性貧血（巨赤芽球性貧血）の予防と赤ちゃんの成長に必要なので、妊娠初期から葉酸の充分な摂取を薦められます。**葉酸は赤ちゃんが成長するときに、細胞分裂で細胞を増やす遺伝子ＤＮＡをつくるのに欠かせないビタミン**だからです。

葉酸が不足すると赤ちゃんは正常に成長できず、神経管欠損などの先天性奇形になってしまいます。日本では２０００年に、厚生労働省が神経管閉鎖障害予防通達で妊婦に葉酸を１日に４００㎍（マイクログラム＝０・０００００１g）摂取するように奨励しています。ほうれん草なら９茎（１９０g）ほど必要です。

今は「緑」の食品を説明していますが、「葉酸」（緑）と考えて下さい。たとえばレバーは「緑色」ではありませんが、「葉酸」がふんだんに含まれています。また、ニンニク、カツオ、サバ、豚肉にはビタミンB6が豊富です。アサリ、シジミ、紅ザケにはビタミンB12が豊富です。

ビタミンB6とB12は、葉酸とともに働いて新しい細胞をつくり出してくれます。ですから、あえて「緑」のところで説明します。

葉酸不足で「高ホモシステイン血症」になり脳梗塞・心筋梗塞の危険が……

葉酸、ビタミンB6、ビタミンB12は、高ホモシステイン血症を予防します。葉酸、ビタミンB6、B12が不足すると「高ホモシステイン血症」というものになります。

実はこれが非常に大事。

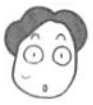
……ホモ……？

詳しく知る必要はありません。要は悪者！

ははあ、酸化とか糖化につながったりして(^^)

おお、わかってきたじゃないですか。

これは動脈硬化、心筋梗塞、脳梗塞、認知症、骨粗鬆症、老化を引き起こします。脳卒中や認知症、骨折での寝たきりにならずに健康寿命を伸ばすには、高ホモシステイン血症を予防することが大切です。

ホモシステインはアミノ酸の一種で、活性酸素を発生させ、慢性炎症を起こす悪玉物質です。この悪玉ホモシステインは、ビタミンＢ６により善玉システインに変化します。

メチオニン→悪玉・ホモシステイン→善玉・システインの流れがスムーズにいくと、最終産物のシステインは美肌効果を発揮する善玉物質で女性の味方になります。

この**善玉・システインは黒いメラニン色素を抑制してシミを取り、さらに皮膚形成を助けるので皮膚の若返り効果を発揮**します。しかしホモシステインは過剰になると慢性炎症を引き起こすので、葉酸とビタミンＢ12によって、ホモシステイン→メチオニンに戻されて正常な量に保たれます。

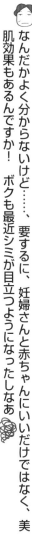

なんだかよく分からないけど……、要するに、妊婦さんと赤ちゃんにいいだけではなく、美肌効果もあるんですか！　ボクも最近シミが目立つようになったしなぁ

女性も男性も、健康な人は肌のつやがいい。これは分かりますよね。

はい、体調が悪いときなんか、肌がかさかさになりますもんね。

ですから、老化、脳梗塞、心筋梗塞を防ぐためには、体調を整えつつ、ほうれん草やブロッコリーを食べるといいわけです

葉酸が不足するとメチオニンの中間代謝産物である悪玉ホモシステインが高値になり慢性炎症を引き起こして脳卒中、心筋梗塞の主な原因になっています。欧米では高ホモシステイン血症の対策が進み、１日の葉酸摂取４００μg以上を推奨し、穀類に含まれる葉酸で脳卒中死亡率の低下などの成果を上げています。(*9)

葉酸と一緒に摂取する必要のあるビタミンB6とB12は、ホモシステインの代謝だけでなく、脳神経系の代謝などでも重要な働きをしているのです。

ビタミンＢ６（ピリドキシン）は、アミノ酸からたんぱく質を合成するときに必要不可欠なビタミンです。皮膚形成に関与するので、不足すると口内炎などになります。

また、セロトニン、ドーパミン、ギャバなどの神経伝達物質を合成するときに必要なビタミンなので、不足するとうつ病、不眠症、月経前症候群などの脳神経症状があらわれます。1951年に、アメリカで高温殺菌によるビタミンB6不足の人工ミルクで赤ちゃんのけいれん発作事件が起きました。

とても大切なビタミンです。

葉酸の豊富な食品は、レバー、ほうれん草、枝豆、納豆です。**とくに、レバーはすべての代謝の工場であり倉庫**なので、葉酸だけでなく、ビタミンB6と12も含まれていて高ホモシステイン血症の予防に理想的な食品です。

米国の1日の葉酸推奨量400μgを参考に積極的に摂取すると、レバーなら1串(40g)で、ほうれん草なら9茎(190g)で摂れます。体調不良のときは、焼き鳥のレバーを1串食べて充分な睡眠をとっていると、数日で体調が戻ります。即効性があるので、マーケットで焼き鳥のレバーを買って冷凍保存しておくと便利です。

●葉酸の多い食品（1日400μg必要）

- レバー（1串）
- ほうれん草（9茎）
- 枝豆（66鞘）
- 納豆（7パック）

※μg（マイクログラム＝0・000001g）

●ビタミンB6の多い食品（1日1・4mg必要）

- カツオ（2切）
- サバ（2切）
- 鶏肉（2切）
- レバー（5串）
- バナナ（5本）

●ビタミンB12の多い食品（1日2・4μg必要）

- レバー（1/7串）
- アサリ（4粒）
- しじみ（4粒）
- サバ（1/5切）
- 紅ザケ（1/4切）

04 ほうれん草の葉酸と鉄分の効果とは？

鉄分が豊富なほうれん草は、何より「貧血」を治す

鉄の不足による貧血や「うつ病」にはアサリが効く

ほうれん草の栄養素として貧血予防の話は外せません。

葉酸は細胞分裂に必要なので、不足すると赤血球の成長が止まって悪性貧血になります。

一方、鉄が不足すると材料不足による小さな赤血球の鉄欠乏性貧血になります。

貧血になると、お医者さんからほうれん草を食べましょうねと食事指導されるのは、**ほうれん草には葉酸と鉄の両方が含まれているから**です。

まず鉄の役割についてお話しをしましょう。

鉄の7割は血液中に存在し、残りの3割は筋肉、肝臓、骨髄に存在しています。筋肉では酸素不足に備えて酸素貯蔵タンクのミオグロビンに変化します。肝臓、骨髄では鉄不足に備えて貯蔵鉄のフェリチンに変化して蓄えられています。

鉄は主に、赤血球のヘモグロビンの材料となって全身に酸素を運びます。

鉄が不足すると鉄欠乏性貧血になることは、先ほどお話ししましたね。

知り合いの女性で貧血気味で、鉄のサプリを飲んでいる人がいますよ。

確かに貧血は女性に多いですね。サプリメントも多い。私はそのこと自体は強く否定はしません。ただ、サプリメントで鉄分を補充するのは、それなりにお金もかかります。ほうれん草のほうが数倍効果的ですよ。

貧血はつらいらしいですね。倦怠感、動悸、めまい、頭痛、集中力低下…

鉄は不足するとセロトニンが減少し、うつ病などの脳神経症状があらわれます。

また骨の基礎となるコラーゲンをつくるには、たんぱく質だけでなく鉄とビタミンCが必要です。ですから鉄が不足すると骨粗鬆（そしょう）症も引き起こします。

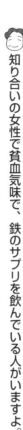

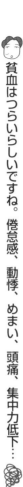

骨粗鬆症って……骨密度とやらが下がり、骨がスカスカになる。。。。。。

スカスカにならないまでも、骨密度が下がると骨折しやすくなります

ともあれ……、鉄が不足するだけで、さまざまな病気になるのです。

ただしほうれん草にはシュウ酸というものが含まれ、食べすぎると尿路結石につながることがあります。シュウ酸は水に溶けますから、ほうれん草は「ゆでる」こと。

魚やアサリから鉄を摂取するほうが、ほうれん草より効率的

さて、鉄の多い食品としてほうれん草が最高なのでしょうか。

実は、動物性食品である肉、魚から鉄を摂取するほうがたくさんの鉄を吸収できます。

鉄には、肉、魚に含まれる動物性鉄（へム鉄）と、野菜や大豆などに含まれる植物性鉄（非へム鉄）があります。植物性鉄は酸化された鉄（つまり錆びた鉄）で、吸収しにくい欠点があります。

植物性鉄は吸収率がわずか5％。一方、動物性鉄は20％。だから、**鉄は「ほうれん草」**

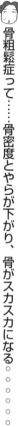

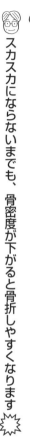

だけでなく、「動物性鉄」のアサリ水煮缶、レバーなどがお薦めです。

1日の鉄推奨摂取量は7・5㎎です。

まず植物性鉄では、ほうれん草なら18茎（380g）が必要です。納豆では5パック（250g）、乾燥刻み昆布では83g、ゆでヒジキでは2・5㎏も必要です。植物性鉄は吸収が悪いので、吸収を助けるビタミンCの多い赤パプリカやレモンなどを添える工夫が必要です。

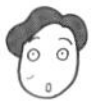

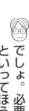

いくらなんでも、そこまでは……

でしょ。必要な鉄分は、レバー、貝類、肉や魚のほうが効率的なんですよ。ですが、だからといってほうれん草を敬遠するのも考えものです。葉酸やビタミンB6などのことを考えると、両方、食べるのがいちばん！

動物性鉄では、水煮缶アサリなら5粒で摂取できます（つくだ煮なら8粒、生は38粒）。レバーなら2串（80g）でOK。

しかも動物性鉄なので、吸収率が植物性鉄の4倍です。

月経中の人は1日の鉄10㎎が必要なので、水煮缶アサリを7粒（33g）。妊娠中は鉄16

㎎で、10粒ほど必要です。

1日の上限量は鉄50㎎（アサリ33粒相当）ですが、食事で鉄を摂取する場合は過剰症の心配はほとんどありません。サプリメントや医薬品で摂る場合は、肝機能障害などに気をつけて摂取量を守って下さい。

鉄欠乏が原因で倦怠感、動悸、うつ症状などがある人は、アサリを一品添えるだけで、1カ月後には倦怠感やうつ症状が改善します。私のクリニックでは、鉄欠乏性貧血のある人はアサリ水煮缶で1日5粒から10粒を目安に薦めています。

●鉄の多い食品（1日7・5㎎必要）

アサリ水煮缶	**レバー**	**ほうれん草**	**昆布**
（5粒）	（2串）	（18茎）	（83ｇ）

第2章

Chapter 2

「茶色の食品」で、うつを防ぐ

胚芽米、大豆、……
茶色の食品は、「神経系」に効く。

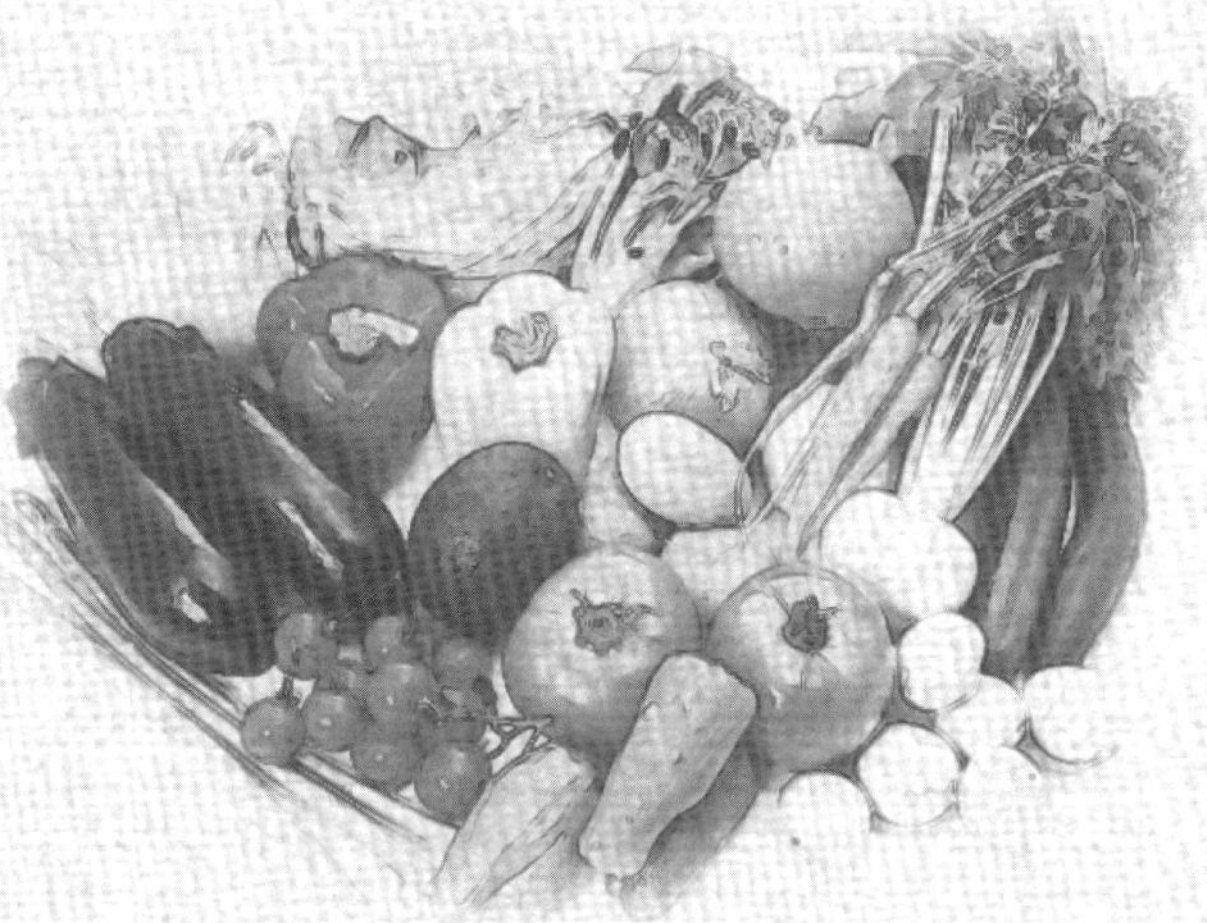

01

胚芽米は「命の源」なのです

自律神経を整えるさまざまな栄養素がいっぱいなのが、胚芽米

「胚芽」には、たくさんの栄養が含まれている

脳・神経に効果がある茶色食品には、胚芽米、落花生、大豆などがあるのですが、まず、胚芽米から説明していきましょう。

そもそも胚芽米ってどんな米なんですか？

むずかしくないですよ。普通に食べている「お米」は、収穫したばかりのときは「籾殻（もみがら）」に覆われています。この籾殻を取り除いたものが「玄米」です。

あ、茶色っぽいの……

そう。胚芽米は玄米から食べにくい外皮だけを剥き、栄養豊富な胚芽を残したお米です。白米は、ビタミンなどの栄養価の高い胚芽部分まで削ぎ落としたお米です。

胚芽は〝芽〟ですから、稲を実らせる命の源がすべて含まれています。だからビタミンB1、ガンマ（γ）オリザノール、ギャバ、ナイアシン、ビタミンEなどの生命を生み出す栄養素がいっぱいです。それぞれについて説明していきましょう。

「脚気」はビタミンB1欠乏症だった

ビタミンB1、別名チアミンは、糖質を分解してエネルギーをつくり出すとても重要なビタミンです。ビタミンB1が不足すると糖質が充分に分解されず乳酸などの疲労物質が蓄積して、だるさの原因になります。また、神経細胞は糖を主なエネルギー源として利用するので、神経機能の維持に大切なビタミンでもあります。

江戸時代、参勤交代で江戸屋敷に住むと足のしびれや歩行障害を起こす「脚気（かっけ）」になり、重症になると心不全で死亡する人までいました。しかし故郷に帰ると治ってしまうので江戸の風土病と考えられ「江戸わずらい」と呼ばれていました（＊1）。

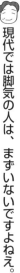

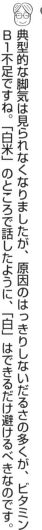

現代では脚気の人は、まずいないですよねぇ。

典型的な脚気は見られなくなりましたが、原因のはっきりしないだるさの多くが、ビタミンB1不足ですね。「白米」のところで話したように、「白」はできるだけ避けるべきなのです。

大正時代になって、脚気の発症は胚芽に含まれているビタミンB1が白米では不足することが原因だと分かりました。陸軍は大正時代以降、白米から麦飯に栄養改善することで兵士の脚気の発病がおさまりました。

若者の虚弱体質やうつは、〝隠れた〟ビタミンB1欠乏症

現在では典型的な脚気は、あまり見られません。しかし、インスタント食品、清涼飲料水などの糖質過多でビタミン不足の偏った食生活をしている若者には、潜在性のビタミンB1欠乏症がみられます。つまり〝隠れた〟B1欠乏病です。

ビタミンB1は糖質からエネルギーをつくり出すビタミンですから、不足するとまず元気が出ません。さらに、全身のだるさ、動悸、息切れなどの身体症状や、さらにうつ病や重篤な脳神経症状が起きることがあります。(*2)

ビタミンＢ１は、動物性食品では豚肉、うなぎに多く、植物性食品では胚芽米、蕎麦、納豆、落花生などに多く含まれています。

１日の推奨摂取量の１・４㎎を摂るには、豚肉ならソテー１枚半（１７０ｇ）、うなぎの蒲焼きなら１人分（２００ｇ）、胚芽米なら茶碗６杯（３合）、落花生なら１７５粒です。

疲れやすい人は、胚芽米を主食にして、豚の生姜焼きやポークソテーで元気をつけましょう。夏バテを乗り切るために、土用の丑（うし）の日にうなぎを食べる習慣は、まさにビタミンＢ１の効用です。

●ビタミンB1の多い食品（１日に１・４㎎必要）

豚肉	**うなぎ**	**胚芽米**	**落花生**
１枚半	１人分	６杯	１７５粒

ガンマオリザノールで自律神経失調症が治る

胚芽に含まれる「γ（ガンマ）-オリザノール」はポリフェノールの一種で、自律神経失調症、更年期障害、心身症、不安、緊張、うつ、認知症、過敏性腸症候群、脂質異常症、動脈硬化の改善効果があります。(＊3)

医薬品「ハイゼット」（γ-オリザノール）として、保険診療で使われています。

γ-オリザノールを摂取すると、自律神経の失調によるさまざまな不定愁訴（めまい、動悸、倦怠感、頭痛、不眠など）が改善します。女性の場合は、更年期に女性ホルモンの分泌が減少すると他のホルモンのバランスが乱れ、さらに自律神経失調症に進み、さまざまな不定愁訴を伴う更年期障害になります。

γ-オリザノールは、1日に90㎎をわずか2週間摂取することで更年期障害の女性の77％が改善したとの報告があります。(＊4)

私のクリニックでも、γ-オリザノールの効果があった患者さんたちもいます。

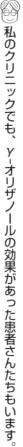

へえ〜〜。最初の症状は……？

ノドに飴玉がつまった感じがあり、がんを心配して大きな病院で喉頭鏡や食道・胃内視鏡で調べたが異常がないから心配ないと言われたそうです。でも、「この飴玉感がいつまでも消えないのでつらいです」と訴えたのです。

今ではレントゲン、エコー、MRIなど、医療機器も充実しています。

しかし私の診察は、まず古典的な問診、視診、打診、聴診、触診を基本とします。とくに「心療内科」的な病気では、問診が8割です。

問診で詳しく話を聞くと、喉頭違和感の他にさまざまな精神的訴えがあります。そこで、目をつぶって両手を差し出させると、手指のわずかなふるえ、マツゲのわずかなふるえがありました。これだけで自律神経失調症による喉頭違和感と診断しました。

その人に医薬品ハイゼット（γ-オリザノール）を処方し、胚芽米の食事指導をしました。2週間後の再診時には、咽頭違和感はまったく消えていました。その後ハイゼットは中止し、胚芽米の食事療法だけで再発していません。

その後も、同様な症状で受診された患者さんを経験していますが、**いずれも2週間ほどの短期間で症状は改善**しています。

それほど、胚芽米のγ-オリザノールは自律神経失調症に効果があります。

またγ-オリザノールは、抗炎症作用、抗アレルギー作用、皮膚乾燥や肌荒れ予防、筋肉疲労防止作用などもあり、化粧品、サプリメント、栄養ドリンクにもなっています。

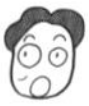
すごいですねえ！　自律神経の調子が悪くなっている人にとっては、万能薬じゃないですか！　たしかにそういうサプリ、よく聞くなあ。

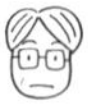
いろんなサプリメントがありますよ。でも、胚芽米だけで充分です。

γ-オリザノールの含有量は、白米は100g中にわずか1・4㎎ですが、胚芽米は23・7㎎あります。更年期障害でのγ-オリザノールの1日必要量は50㎎ですので、胚芽米を1日に2杯食べるだけで充分に摂取できます。

改めて「自律神経」の重要さを見てみる

プロローグの繰り返しにもなりますが、「うつ」などには自律神経が深く関係してきます。ここで「おさらい」の意味も兼ねて、自律神経の重要性を見てみましょう。

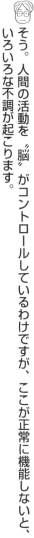

自分の意思ではコントロールできない神経でしたよね。

そう。人間の活動を〝脳〟がコントロールしているわけですが、ここが正常に機能しないと、いろいろな不調が起こります。

体内時計、というのもありましたねえ（→P120）。

はい。基本的に人間は、朝起きて、3食食べて、夜眠る——というサイクルで生きています。これは他の動物（夜行性は除く）も同じ。

そういえば、朝日が出る頃に鳥が鳴き始めますねえ♡

そういうこと。規則正しい生活、これがいちばん大事なのです。そうすれば生活習慣も乱れません。心身の小さな不調は自律神経が原因のことが多いのです。

言い換えれば、いくらγ-オリザノールを摂っても、不規則な生活を続けていると、自律神経は正常に働きにくいのです。

自律神経が不調だと、のぼせ、ほてり、脈が速くなる（頻脈）、血圧の変動、多汗、頭痛、めまい、不眠、疲労感、喉頭違和感、息切れ、下痢、便秘、腰痛、しびれ、関節痛、筋肉痛、生理不順、不安感、イライラ、抑うつなどなどさまざまな不定愁訴が出現します。

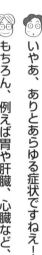

いやあ、ありとあらゆる症状ですねえ！

もちろん、例えば胃や肝臓、心臓など、臓器の重大な不調で起こる場合もあります。そのときは、しっかり悪い部位を治療しなければならない。しかし、不定愁訴の枠内なら……。

γ-オリザノールで治る！

そういうことです。世の中の「病気の人」のかなりの部分を、こういう人が占めているんですよ。

先ほどのノドの違和感を訴えた人たちは、それ以外にもこのような不定愁訴がありました。太田さんも、下痢と便秘を繰り返したり……。これは薬では根本的に治りません。

自律神経は昼間の興奮状態のときに作動する交感神経系と、夜間などの安静状態のときに作動する副交感神経系があります。自律神経については55ページでも触れましたね。

交感神経系が優位に働いていると興奮・ストレス状態になり、アドレナリンが分泌されます。しかし行き過ぎると動悸・過呼吸・不安状態になり、胃腸の運動は抑えられ便秘に

Dr. 自律神経の働きとは？

自律神経

自分の意思でコントロールできない神経のこと。交感神経と副交感神経が、生存や生命維持に関わることを自動的に制御している。

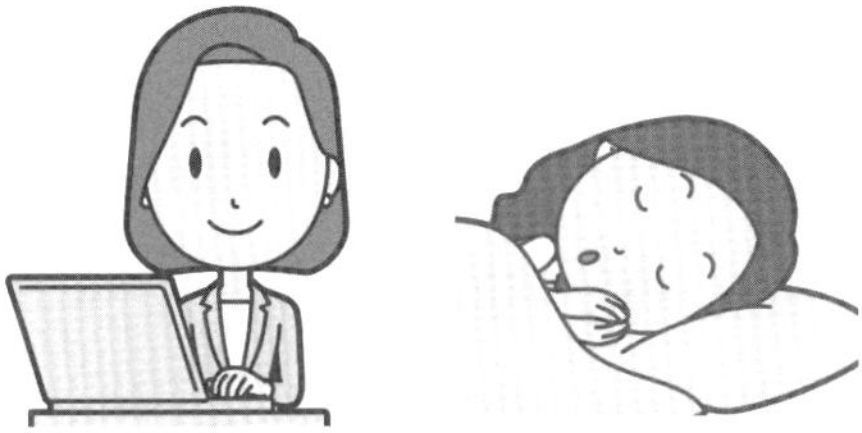

交感神経

●仕事や運動をしているときなどに働く

（興奮している、ストレスを受けているときなどに優位になる）

副交感神経

●睡眠など、休んでいるときに働く

（リラックスしているときなどに優位になる）

この交感神経と副交感神経のバランスが取れていれば……

自律神経が整い、健康な心身の状態！

なります。副交感神経系が優位になると休憩・安静状態になります。しかし行き過ぎると、うつ状態、喘息、アトピーが発症し、胃腸の運動は活発になり下痢になります。

過敏性腸症候群は、仕事や人間関係でのストレスによって自律神経系が乱れると、胃腸自体は潰瘍や炎症などの病変がないのにもかかわらず、機能調節不良により腸蠕動(ぜんどう)運動のリズムが乱れて、腹痛、下痢や便秘を繰り返します。

更年期障害は、女性が閉経期前後（50歳前後）に卵巣機能の低下によるホルモンバランスの不調が原因です。ホルモンと自律神経のコントロールセンターは脳の中で隣り合わせで連結しているため、ホルモンバランスの乱れは、自律神経中枢に直接影響し、自律神経失調症を引き起こします。

過敏性腸症候群や更年期障害における自律神経失調症のさまざまな不定愁訴は、先ほど触れた胚芽米のγ-オリザノールが有効です。

リラックス物質「ギャバ」も胚芽米にはいっぱい！

米の胚芽にはギャバ（γ-アミノ酪酸）も含まれています。これを摂取することでストレス、うつ、高血圧、脳卒中の予防になります。

ギャバはアミノ酸の一種で、最近サプリメントなどでも注目されています。食品でも「ギャバ入り！」と謳（うた）っているものは多いですね。

これは脳内に多く含まれている神経伝達抑制物質で、神経の異常興奮を抑制して精神を落ち着かせるリラックス物質です。脳内でドーパミンなど興奮・神経伝達物質が過剰に放出されて、興奮、イライラ、不安、不眠などが発生したときに、興奮を抑えブレーキをかけて穏やかな心にしてくれるのが、「ギャバ」なのです。

ギャバは高血圧症を改善し脳卒中を予防します。また記憶中枢である海馬（かいば）に必要な物質で認知症の予防効果もあります。

ギャバの必要量は1日10㎎です。ギャバの含有量は、白米は100g中にわずか1・4㎎ですが胚芽米には5・1㎎あるので、**1日に胚芽米を茶碗2杯とれば必要量を摂取できます。**

白米を胚芽米に変えることで、精神の落ち着いた生活を送りましょう。

02

「ナイアシン」という大切なビタミン！

カツオ、サバ、レバー、落花生（ピーナツ）が、良い

400種類以上の酵素は「ナイアシン」がないと作動しない

胚芽米と落花生には、ナイアシン、トリプトファン、ビタミンB1、ビタミンE、亜鉛、マグネシウムなど豊富なビタミン、ミネラルがバランスよく含まれています。とくにビタミンB3であるナイアシンは脳神経疾患の予防効果があります。

ナイアシンはニコチン酸とニコチンアミドの総称で、ビタミンB3のことです。タバコのニコチンとは無関係です。**人体内で最も多く存在する重要なビタミン**です。体内の400種類以上の酵素はナイアシンがないと作動しないので、不足するとさまざまな欠乏症状が発生します。(＊5)

ナイアシンは血流を良くする……だけじゃない！

ナイアシンは、体内のほとんどの代謝に関わっています。ナイアシンの作用と効果を詳しく見てみましょう。

まず粘膜や皮膚を健全に保つ効果があります。ナイアシンは脂肪酸を合成して細胞を生まれ変わらせています。また性ホルモンをつくり正常な発育を促進します。アブラや糖からエネルギーをつくり出します。また毛細血管を広げる作用があるため血流が良くなり、冷え・肩こり・頭痛を改善し脳神経の働きを良くします。

さらにナイアシンには、細胞膜の酸化を予防する効果もあります。

細胞膜は不飽和脂肪酸からできていることはお話ししましたね。

オメガ3なんかですよね、ＤＨＡとか……。

これが酸化すると、どんどん進み、細胞が壊れていきます。そして連鎖反応が起きて老化や

病気が発生します。ナイアシンはこの細胞膜の不飽和脂肪酸から過酸化脂質への変化を阻止し、抗酸化物質として重要な働きをします。

ナイアシンはビタミンＢ１とともに、アルコールを分解しています。

ですから、ナイアシンやビタミンＢ１の含有の多いカツオの刺身やタラコ、落花生を酒のつまみにするのは、とても理にかなっています。

玄米食が統合失調症やうつ病を改善する

精神病の栄養学的治療で、興味深い報告があります。

玄米生食「蒼玄」会長の菅藤祥江さんは若い頃、ある精神病院の管理栄養士でした。病院の栄養管理が貧弱だったことに心を痛め、院長に玄米食を提案し30人ずつ２つのグループに分けて精神病と食事の影響の研究をしました。

一方には玄米食を与え、他は従来の病院給食のままとしたのです。その結果、玄米食のグループでは全員、精神病の症状が改善しました。統合失調症もうつ病も改善しました。

玄米の胚芽に含まれる、ナイアシン、ビタミンＢ１、ビタミンＢ６、亜鉛などが有効だっ

たと思われる報告です。(＊6)

ただし玄米食は手間ひまがかかり、正しい調理法をしないと逆に胃腸をこわすこともあります。一般の人は五分(ごぶ)以上ぬか分をとった五分づき胚芽米がお薦めです。

面倒な調理だろうなあ……

大丈夫！　玄米には、毒（アブシジン酸やフィチン酸）が含まれているので無毒化する必要があるのです。無毒化しないと、胃痛、下痢、頭痛、冷えなど体調を崩す場合があります。

無毒化……って、なんだかめんどくさそうですねえ。

まあまあ……、「発芽玄米」にする方法があります。玄米を18～24時間程度、30℃程度の水に浸けておくと発芽します。玄米を炊くには、水量を玄米の1・5～2倍程度で、炊飯器の玄米モードで炊きます。

やっぱり面倒だ

炊飯器の調節だけでできるんだから、それぐらいやってみましょう。

ともかく、このように玄米食はそれなりの知識と手間ひまがかかります。先ほど話したように、半分以上ぬか分をとった「五分づき胚芽米」で栄養素を摂りましょう。

*

ナイアシンの豊富な食品は、カツオ、サバ、豚肉、牛肉、レバー、胚芽米、落花生などです。またナイアシンは体内で「トリプトファン」（→P118参照）から生成されます。**トリプトファンの多い食品は、ナイアシンの多い食品とほぼ同じ**です。

ナイアシンは熱に強いので、加熱料理の食材として適しています。ただし水溶性のビタミンですので熱湯に溶けやすく、煮汁中に7割が溶け出します。

肉や魚は炒め料理にするか、煮物料理ではスープやあんかけにして煮汁からナイアシンをしっかりと摂りましょう。

ナイアシンの1日の推奨摂取量は、14mgNEです。

（NEというのは、ナイアシンそのものの量とトリプトファン60mgからナイアシン1mgが合成される量を合計したもので、「ナイアシン当量」と言いますが、覚えなくて大丈夫！）

カツオだと4分の3切れ（74g）、タラコなら5分の3個（28g）、サバだと1切れ半（140g）、ブタ肉ならソテー2枚（175g）、胚芽米なら茶碗3杯（1合半）、落花生なら82粒で摂取できます。そんなに大量ではありませんね。

胚芽米を主食にして、カツオのたたきや豚肉のソテーがお薦めです。

●ナイアシンの多い食品（1日に14mgNE必要）

カツオ	3/4切
サバ	1切半
豚肉	2枚
胚芽米	3杯
落花生	82粒

03

大豆食品は万能。医者いらず！

豆腐、納豆、油揚げ……大豆はいろんな食べ物に姿を変える

大豆は日本の代表的食材で栄養がいっぱい

「大豆は畑の肉」と言われており、植物性の良質なたんぱく質です。

大豆の約30％はたんぱく質で、必須アミノ酸がバランスよく含まれています。炭水化物は30％、脂質は20％で、さらに食物繊維、イソフラボン、トリプトファン、レシチン、サポニン、カリウム、カルシウム、マグネシウム、鉄、亜鉛、銅、ビタミンE、ビタミンB1、葉酸などさまざまな栄養素が含まれます（＊7）。

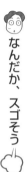

なんだか、スゴそう

Dr. 大豆の成分は？

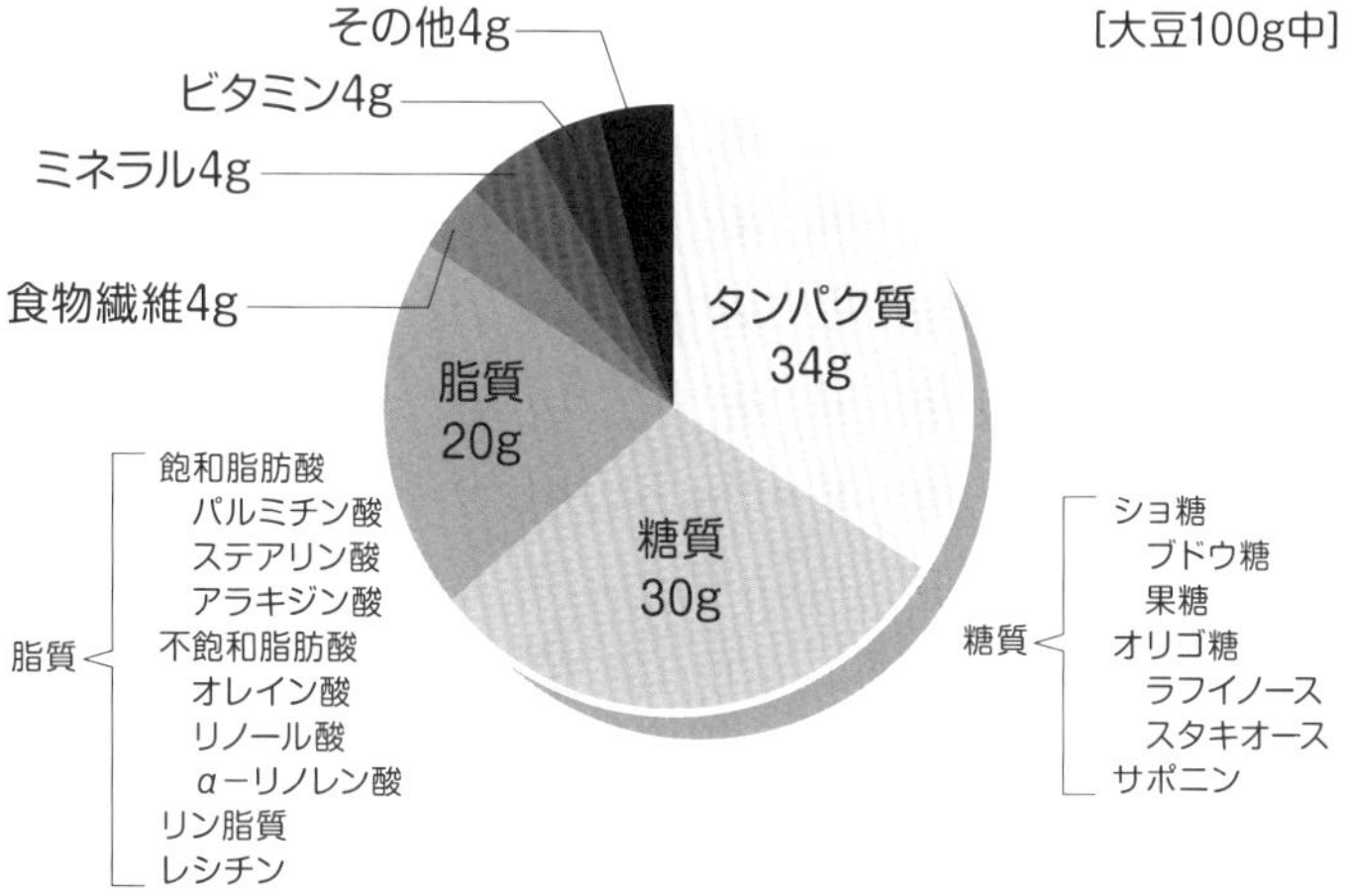

日本食品標準成分表2015年版（7訂）　追補2017年（*7）

そう、大豆はスゴいんです

しかも、**大豆たんぱく質の消化吸収率は、豆腐で95％、納豆では91％**。とても効率のよい食品です。

アメリカ合衆国政府が発表したがん予防に効果がある食品「デザイナーフーズ」のトップは、にんにく・大豆・キャベツです。ＷＨＯ世界保健統計２０１８年版によると、ＷＨＯ加盟国１９４カ国の中で長寿国第１位は日本で男女平均が84歳（女性87歳、男性81歳）です。（*8）

日本人が長寿なのは、毎日の食卓に必ず上がるこの大豆の食材が貢献しているのかもしれません。

大豆は味噌、醤油、納豆、豆乳、おから、ゆば、豆腐、焼き豆腐、高野豆腐、粉豆腐、油揚げ、厚揚げ、がんもどき、枝豆、もやし、煮豆、炒り豆、きな粉、大豆油などとさまざまに変化します。

日本人であれば大豆を食べない日はないでしょう。しかし食生活の変化で、必ずしもそうとは言えなくなっています。昔からの日本食を見直したいところですね。

大豆イソフラボンで乳がんが40％減少する

大豆成分の中でとくに健康に貢献しているのがイソフラボン、トリプトファンです。

まず、イソフラボンは大豆の胚芽に含まれるポリフェノールのひとつです。女性ホルモンのエストロゲンと似た作用があり、「植物性エストロゲン」と呼ばれています。エストロゲンには、更年期障害の不定愁訴（不安、のぼせ、肩こり）、骨粗鬆症、乳がん、前立腺がんの予防効果があります。

厚生労働省研究班の14万人を対象とした研究では、1日に味噌汁3杯以上飲む人は、乳がんリスクが40％減少しています。（＊9）

センセ、味噌汁がいいのは分かるんですが、1日3杯だと塩分が気になります。

そういえば太田さんは体重が増えて血圧が上がりぎみだからね。ところが、味噌汁の塩分は見た目より意外と少なく、1杯で1・5g程度。しかも、味噌にはイソフラボン、レシチン、ビタミンEと血圧を下げる栄養素が含まれているから、逆に血圧が下がりやすくなる。味噌汁を1日に2杯飲むと高血圧リスクが5分の1まで下がるという報告もあるくらいです。（＊10）

そうなんだ！

もちろん、血圧が高い人は塩分には気をつけたほうがよいです。大豆はいろいろな食品になっているから工夫しやすい。私は1日、納豆2パックを食べています。豆腐も、冷奴などならいいですね。ただし醤油をかけ過ぎないこと。

イソフラボンの多い食品は、豆乳、納豆、豆腐、味噌です。

高齢を迎えた今こそ、がん、動脈硬化予防効果のある納豆、豆腐、味噌汁などの大豆製品を積極的に取り入れる必要があります。

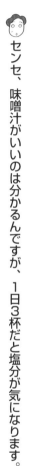

●イソフラボンの多い食品（1日に40㎎必要）

豆乳	**納豆**	**豆腐**	**味噌汁**
コップ1杯	1パック	1丁	2杯

イソフラボンの1日の推奨摂取量は40㎎です。豆乳ならコップ1杯（160㎖）、納豆なら1パック（54g）、豆腐なら1丁弱（200g）、味噌汁なら2杯（味噌80g）で充分に摂取できます。つまり、**1日に大豆食品を1品つけるだけでイソフラボンの必要量は確実に摂れる**わけで、一般的な食生活なら簡単にクリアできますね。

トリプトファンが足りないと「うつ病・不眠症」になる

次に「トリプトファン」です。

食事から摂取したたんぱく質は、胃腸で消化されて20種類のアミノ酸にまで細かく分解されてから吸収されます。そのうちの8種類（小児は9種類）のアミノ酸は私たちの体で合成することができないため**必須アミノ酸**と言われています。

トリプトファンは必須アミノ酸です。人体内でつくり出すことができません。食事から魚、肉、豆などのたんぱく質として直接摂る必要があります。

トリプトファンは消化管から吸収された後、消化管の神経細胞や脳の神経細胞でうつ病に関与するセロトニンに変化します。さらに不眠症に関与するメラトニンになります。

つまり、トリプトファンが足りないとうつ病、不眠症になる危険性が高いのです。

この**トリプトファン→セロトニン→メラトニン　という流れはとても大切**です。しっかり覚えておいて下さい[*11]。

トリプトファンは、気分を安定させるセロトニンをつくる！

セロトニンはトリプトファンからつくられる神経伝達物質で、感情、胃腸機能、朝の目覚めに影響します。気分を安定させる「幸せ物質」とも言われます。

魚や肉からトリ……。

トリプトファンです。

そう、そのトリプトなんとかを摂ると、セロトニンになるわけですね♡

食事とは直接関係ないけど、セロトニンについて説明しておきます。

セロトニン不足は、うつ病につながりやすくなります。セロトニンは、太陽の光を浴びることにより多く分泌されます。つまり引きこもりが最もよくないのです。

デスクワークの人も、散歩などで太陽の光を浴びるようにして下さい。あるいは、朝起きたときに10分ほど太陽の光を全身に浴びる——これだけで違います。

朝の太陽光（2500ルクス以上の光）を充分に浴びると、セロトニンからメラトニンが生成され、14時間後の夜にメラトニン放出が始まり熟睡できるのです。

このリズムが大切です。これがいわゆる「体内時計」というものです。(＊12)

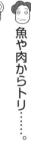

一方、24時間営業の職業では、この体内時計が不調になり不眠に悩まされます。そうし

た人の解決策は、仕事あけに必ず入浴でリラックスすることです。深部体温を上げておくと、体温が下がってくるときに眠りを誘います。

セロトニンが含まれる食品はあるんですか？

残念なことに、セロトニンそのものは食品の中に含まれていません。しかし今まで話したように、セロトニンはトリプトファンからつくられるので、セロトニンを増やすにはトリプトファンの多い食品を摂取すればよいのです。

カツオ、サバ、マグロ、豚肉、レバー、なんかですね。

納豆、胚芽米、落花生、牛乳などのたんぱく質からも摂取できます♥

04

うつに効く食品は、こんなにある

うつ病には、胚芽米・納豆・落花生・豚肉・魚・レバーを食べよう

つらい「うつ病」を治すには？

うつ病になると、①憂うつで、気分が重い。②何に対しても興味がないし、何をしても楽しくない。③食欲がなかったり、逆に食欲があり過ぎたりする。④眠れない、一日中眠い。⑤イライラして、落ち着かない。⑥疲れやすくて、何もする気がない。⑦自分には価値がないと感じ、何か悪いことをしたと感じて自分を責める。⑧思考力が落ちて、集中できず、決断ができない。⑨死にたくなる。などの、さまざまな症状があらわれます。(*13)

胃腸の不調などの身体的症状が出ることもあります。

以前は、薬でうつを治すのが精神医学界の主流でしたが、今は、「減薬」を指導されます。

ボクもときどき睡眠薬のお世話になっていますが、常用しないように強調されますね。

こういう薬は依存性ができ、だんだんと量が増え、血圧や胃腸にも悪影響を及ぼす危険性もあるんですよ。薬に頼らず、食事、運動、睡眠などの生活習慣を見直して下さい。

精神的ストレスや身体的ストレスがたび重なると、脳に機能障害が起きます。思考が否定的になり、自分はダメな人間だと感じ、普段なら乗り越えられるストレスも、よりつらく感じられて悪循環が起きます。ストレスや代謝異常で神経伝達物質のセロトニンが低下すると不安感や焦燥感があらわれます。

うつ病に効くセロトニンはトリプトファンからつくられます。その**トリプトファンがセロトニンになるにはナイアシン、ビタミンB6、葉酸、鉄、亜鉛、マグネシウムも必要**です。これらの栄養素を含む共通食品は、カツオ、サバ、豚肉、レバー、納豆、胚芽米、落花生、牛乳、アサリです。これは、トリプトファンの多い食品とほぼ一致します。

つまり、トリプトファンの多い食品を食べれば、セロトニンがつくられて「うつ病」に効果があるわけです。

トリプトファンは、カツオ、サバ、納豆、レバー……などに含まれる

トリプトファンの1日の推奨摂取量は100㎎です。

カツオなら3分の1切れ（32g）、サバなら5分の2切れ（43g）、レバーなら1串（37g）、納豆なら2パック（102g）、胚芽米なら茶碗1杯半（0・7合）、落花生なら37粒、牛乳ならコップ1杯（243㎖）です。

これらのうち1品摂るだけで1日の必要量を摂取できます。例えば胚芽米を主食にしていれば、それだけでトリプトファンは充分摂取できるのです。ぜひ、胚芽米を主食に取り入れましょう。ただし、**トリプトファンの多い食品だけでは亜鉛と鉄が不足するので、アサリを5～6粒（30g）加えると完璧**です。うつには鉄分も必要なのです。

●トリプトファンの多い食品（1日に100㎎必要）

カツオ	豚肉	納豆	胚芽米	落花生
1/3切	1/3枚	2パック	1杯半	37粒

Dr.「トリプトファン」は、うつに効く！

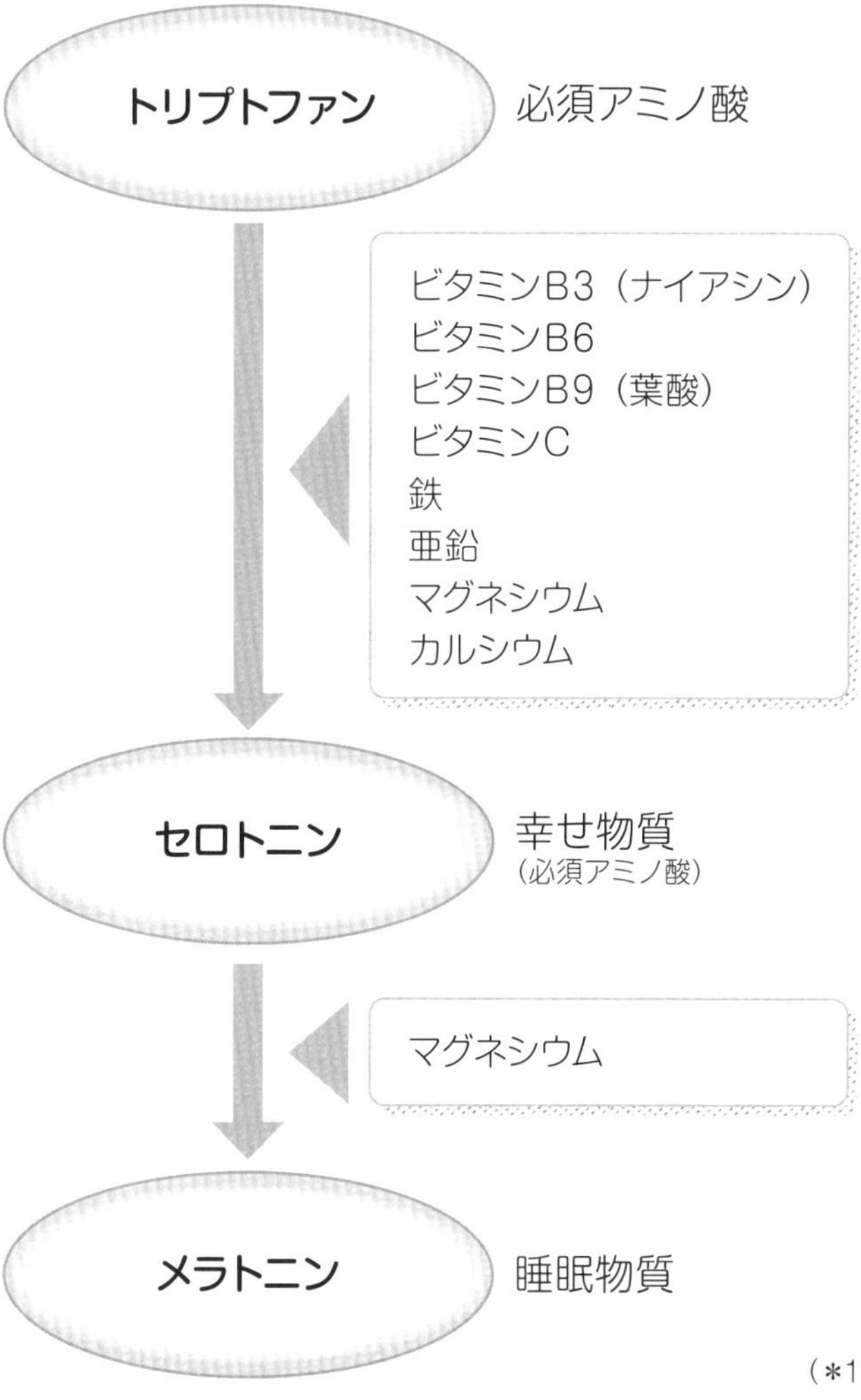

（＊11）

05

男性の尿漏れや薄毛には、どう対処すればいいか？

薄毛とシモの悩みの救世主は亜鉛なのです！

亜鉛が不足するだけで、あらゆる症状があらわれる

セロトニン合成には亜鉛が必要ですが、亜鉛について詳しく説明しておきましょう。

亜鉛は鉄に次いで2番目に多いミネラルで、全身の臓器に含まれています。細胞を新しくつくり出すのにはたくさんの酵素が働いています。そのほとんどに亜鉛が必要です。

ところで、男性の2大悩みである薄毛（脱毛）とシモ（精力減退）の悩みの原因は亜鉛不足です。アメリカでは亜鉛をセックスミネラルと呼んでいます。

亜鉛は体中の新しい細胞をつくるのに活躍するので、細胞が次々と生まれ変わる頭皮、

精巣、前立腺は亜鉛不足になると機能が低下し、脱毛や性機能減退が起きます(*14)。精巣は精子と男性ホルモンをつくり、前立腺は精液をつくっています。この機能が低下すると……。

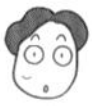
オトコとして弱ってくるわけだ

まあ、そうあからさまには言いませんが、おおむねそういうことですね。

それだけではありません。

亜鉛はさまざまな細胞の形成に関わっているので、亜鉛が不足するだけで、味覚障害（舌味蕾）、皮膚炎、脱毛、白髪、爪病変、貧血（骨髄形成）、発育障害、性機能障害（精子形成・性ホルモン分泌）、低血糖（インスリン分泌調節）、免疫力低下、うつ（セロトニン形成）、不眠（メラトニン形成）、慢性炎症などさまざまな症状を引き起こします。

精神症状が出た場合も、亜鉛の不足を考える必要があります。先ほど述べたように、トリプトファンがセロトニンに変化するのに亜鉛が必要です。

亜鉛が不足すると、うつ病や不眠症につながります。亜鉛は、精神疾患と深い関係があるのです。

アサリ水煮缶、牡蠣、牛肉などに亜鉛がいっぱい！

亜鉛の多い食品は、アサリ水煮缶、牡蠣（かき）、牛肉、高野豆腐、レバーです。

1日の推奨摂取量は10㎎です。水煮缶のアサリなら6粒、牡蠣なら3粒、牛肉ならステーキ1枚、タマゴなら12個、落花生なら333粒です。

タマゴ12個ですか

タマゴ（卵黄）だけだと、ということです。牡蠣なら3粒でいい。牡蠣が苦手でも、アサリ、高野豆腐、レバーや牛肉など、いろいろありますよ。

アサリは生よりも水煮缶の方が亜鉛は3倍です。缶詰は手軽だし、わずか6粒で必要量が摂れます。缶詰を開けたら小瓶に入れ替えて、冷蔵庫に常備しておくと便利です。

亜鉛は、吸収率が低く腸管での吸収は3割ほどです。吸収を良くするためにはビタミンCやクエン酸を同時に摂る工夫が必要です。両方を含むレモンをアサリ、牡蠣、ビフテキに垂らすことで、味も吸収も倍増しますよ。

●亜鉛の多い食品（1日に10㎎必要）

アサリ水煮缶	6粒
牡蠣	3粒
高野豆腐	2/3丁
牛肉	1枚
レバー	7串
落花生	333粒

生牡蠣に絞ったレモンをかけるのは意味があるのです。

尿漏れを改善するには？

亜鉛とは直接関係ありませんが、男性の悩みに「尿漏れ」もあります。
これも、気の重いものです。

実はセンセ、ボクは最近、尿漏れが……

やっぱりね。太田さんは前立腺肥大です。55歳ぐらいになると、多くの人は前立腺肥大になります。そうなると、膨らんだ前立腺が尿道を押しつぶすんです。膀胱も硬くなってきます。

尿漏れはさまざまな理由で起こります。これは「泌尿器科」の分野。トモエクリニックは残念ながら泌尿器科には対応していません。しかしオサカベ先生もドクターです。普通の人よりは知識がありますし、泌尿器科の知り合いもいます。

先生はそのことを断った上で、太田さんの質問に答えていきます。

漏れる原因はいくつかありますが、ひとつはいま言った前立腺肥大で尿道が狭くなること。そうなると、ホースが細くなるようなもので、尿の出る勢いが弱まる。

そうですねえ、若い頃はジャージャー出たけど、最近はチョロチョロです

実感こもってますねえ。チョロチョロだと、膀胱にたまった尿がすべて出てしまう前に、「もう終わり」と、やめてしまいます。だけど、膀胱や細い尿道に残っているから、パンツの中にしまったあとで、じわっと漏れてズボンまでしみ出すわけです。

そうそう、尿の切れが悪いんです。それと残尿感

尿をためておく膀胱も、年を取ると硬くなるんですよ。若い頃は柔らかい風船のように伸び縮みします。

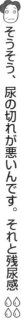

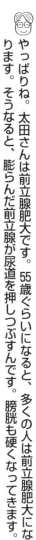

最近はドラッグストアに、男性用の尿漏れパンツ、尿漏れ用のパッドが売られています。とりあえず、見栄を捨ててそれらを使いましょう。また排尿のあと、肛門の少し手前を押さえておくと、尿漏れが少なくなります。

ほんの1滴漏れたぐらいならズボンも汚れませんが、10ccも20ccも漏れたら、見た目にはっきりわかりますね。もちろん女性にも尿漏れはありますが、男性とは〝メカニズム〟が違います。

ですねえ。男の尊厳がぐらぐらというか……。

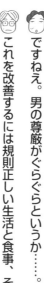

これを改善するには規則正しい生活と食事、そして運動です。

なかなかすぐにはそういう生活になりませんが、それこそ「薬」だと思って食事や運動に気を遣いましょう。

「ゆっくりスクワット」や「お尻体操」（↓P246）が、骨盤底筋肉を鍛えますので、尿漏れや便漏れに有効です。

06 「納豆」はスーパーフードです

納豆は、ほとんどの病気や不調に効く、凄い食品

「ナットウキナーゼ」で、血液サラサラに！

「納豆」は、大豆食品の中でも多彩な効果をもつスーパーフードです。最も特徴的なのは「納豆菌」が発酵する際につくり出す「ナットウキナーゼ」です。

ナットウキナーゼを発見したのは日本人の須見洋行（ひろゆき）教授です。若い頃シカゴ大に留学し血栓溶解剤の研究をしていたとき、納豆菌の蛋白（たんぱく）分解酵素が血栓溶解に有効ではないかとひらめき納豆の粒を血栓の上に乗せてみました。翌日、研究室に戻るとシャーレの中の血栓は完全に透明に溶けていました。

日本に帰国後、「納豆菌」の研究に没頭し納豆の糸から血栓を溶かす酵素の「ナットウ

キナーゼ」を抽出し1986年に発表しました。その後、彼は世界中の食品200種類以上を調査しましたが、血栓溶解作用で納豆に勝るものはありませんでした(*15)。

血栓溶解に効くわけですから、血液はサラサラ状態により近くなります。となると脳梗塞、心筋梗塞のリスクも格段に低くなります。「毎日1パックの納豆」をぜひメニューに加えて下さい。特別に「調理」しなくても、すぐ食べられるので、無精な人でも大丈夫。

センセ……ボクはどうも納豆のあの匂いがダメなんですよ。

ポン酢を混ぜると臭いが少なくなります。1パックに小さじ2杯ほどを入れましょう。また、ごま油やオリーブ油、ネギ、キムチ、からし、わさびなどを加えても効果があります。好みに応じて試してみて下さい。

なんでも、〝ひと手間〟かけるだけで効果は違ってくるわけです。

「納豆」に含まれるビタミンKのスゴい効果

心筋梗塞や脳梗塞で使う「ワーファリン錠」（ワルファリン）は血液の固まり（血栓）ができるのを防ぐ薬です。血液が固まるのにはビタミンKが必要ですが、ワーファリンはそのビタミンKの働きを妨げて血液を固まりにくくします。

納豆にはこの「ビタミンK」が豊富に含まれています。となると、ワーファリンの効果がなくなってしまいますね。そこで、ワーファリンを服薬する人は、納豆を食べないように指導されます。

この話が**「心臓の薬を飲んでいる人は納豆を食べてはいけない」と誤解されて伝わり**、さらに「血圧の薬」を飲んでいるので、納豆は食べたらダメでしょうね？　と質問する患者さんがとても多いです。心臓の薬も、血圧の薬も山のようにたくさんありますが、納豆を食べていけない薬はワーファリンだけです。

「ビタミンK」で骨粗鬆症も予防する

ところで骨粗鬆症といえば、カルシウムとビタミンD不足を指摘されますね。ビタミンDが小腸でのカルシウムの吸収を促進させるからです。

しかし、もうひとつ大切なビタミンがあります。それは、吸収されて血液中に増えたカルシウムをさらに骨に沈着させている「ビタミンK」です。先ほども出てきましたね。

ビタミンKは、カルシウムを骨に沈着させて骨を形成しています。ですからビタミンKが不足すると、せっかくカルシウムのある食品をたくさん食べて血中カルシウムの濃度が上がっても、骨自身が石灰化しないのです。それどころか、「腹部大動脈石灰化」など厄介なところに石灰化が起きたりします。

腎臓が石灰化している——という言葉、聞いたことありませんか。

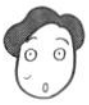
つまり、せっかくのカルシウムが使われずに、おしっこからそのまま出てしまう

そうです。逆に「尿管結石症」が発症したりするだけです。

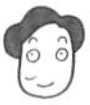
だから、ビタミンKをしっかり摂ることが大切になる！

納豆にはこの「ビタミンK」が豊富に含まれ、骨粗鬆症の予防と治療に大きな効果があります。納豆消費量が多い県は福島県で、最下位は和歌山県です（2016年調査[*16]）。閉経後女性の骨密度を比較してみると、福島市は107％、和歌山市は97％で、骨密度の差が10％ありました。しかも、納豆消費量が少ない地域ほど大腿骨骨折が多い。

医薬品ではビタミンK剤に「グラケーカプセル」（メナテトレノン）がありますが、納豆を食べることでも同様の効果が期待できます。

また、「アクトネル錠」という、骨量を上げる骨粗鬆症の医薬品があります。この薬は、骨密度と強度を高める薬としては理想的ですが、併用内服できない薬が多いのです。

また、食道潰瘍、胃・十二指腸潰瘍、顎骨壊死（えし）、外耳道骨壊死など重い副作用・合併症があります。月に1回の内服ですが、わずか1錠の薬原価は、2500円と高額です。

こうした薬の功罪を考え、私のクリニックでは「カルシウム」や「ビタミンD」は「しらす干し」などの食品から積極的に摂り、**日光を冬なら手や顔に1時間ほど、夏なら木陰で30分ほど浴びる**ようにし、「ビタミンK」の多い「納豆」でカルシウムを骨に沈着させる食事指導をしています。

しかも、**納豆は骨粗鬆症だけでなく、脳梗塞、心筋梗塞、がん、老化予防効果もある一石二鳥・三鳥のスーパーフード**です。健康食として患者さんに薦めるだけでなく、納豆好きな私は1日2パック食べています。

ですから、我が家の冷蔵庫には納豆が10パックほど常備されています。

納豆菌で「腸内環境」を整えよう

納豆菌にとって胃の強い胃酸は過酷な環境です。そこで、納豆菌は胃を通過するときには胞子になって生きたまま通り抜けます。腸に達すると再び菌に戻って増殖します。

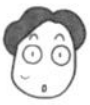
へぇ〜〜　うまくできてますねぇ！

「納豆菌」と言うとなんだかばい菌みたいですが、なかなかに賢いでしょう！

納豆菌は生存力が強いので自分以外の細菌をやっつけますが、乳酸菌やビフィズス菌のような善玉菌とは共存しているのです。

お腹が弱いからとすぐに薬に頼るよりも、ふだんから納豆を常食して私たちの腸内に納豆菌を増やして丈夫な腸内環境をつくりましょう。

07

「腸は第二の脳」である

脳内ホルモンのひとつである「セロトニン」の90％は腸でつくられる

脳の神経伝達物質のすべてが小腸にもある

納豆に多い成分のトリプトファンは、セロトニンに変化してうつ病を予防していることを話してきました。うつ病に関与するセロトニンは主に脳に存在していると思うでしょうが、実は小腸に最も多く存在しています。人の体にあるセロトニンの総量は10㎎で、90％は小腸の細胞に存在しています。

人間の小腸には1億個の神経細胞があり、脳に存在する神経伝達物質のすべてが小腸にも存在しています。しかも脳や脊髄の命令がなくても独自に機能する神経ネットワークをもっていることにより、「腸は第二の脳」として注目されています。(＊17)

少し詳しく説明しましょう。

生物の進化過程で、神経系が最初に生まれたのは脳ではなくて腸でした。クラゲやイソギンチャクなどの腔腸動物には、今でも脳がなくて腸に神経ネットワークがあり、脳でなく腸だけですべてを判断しています。

へえ〜、腸ですか♡

……オホン、とにかく、長い年月をかけて脳は腸から進化してきたんです。大脳が発達した後も私たちの腸は大脳の命令下で働くのではなくて、独自の判断で機能しています。

人間の脳は安全な食物であるかどうかを判断することができないので、毒物や細菌の含まれた食物を食べてしまいます。しかし、腸は食べたものが有害なものかどうかを的確に判断して、有害と判断したら嘔吐や下痢をして体から排泄します。腸の正しい判断がなければ私たちの健康や生命は守ることができません。

このクリニックで、下痢止めが出ないのは、そういうことですか。

そうです。下痢は、体が悪いものを出そうとするから起きます。これを薬で止めると……。

悪いものが体内にとどまってしまう!!

そう。普通は消化を助ける消化酵素の薬などで充分です。食中毒の場合は抗生剤が必要になりますが、太田さんの下痢や嘔吐は細菌性でなく、生活習慣の乱れで胃腸が正常に動いてないからです。胃腸薬に頼らず、まず生活習慣を整えて、健康な胃腸にすることが大事です。こういう人は実に多い。

「第二の脳」が正常に働くためには、これから話す腸内環境のメンテナンスが大切です。

「腸内フローラ」は病原菌から守る腸内細菌の砦

最近の遺伝子研究の進歩で培養のできない細菌も検出できるようになり、腸内細菌の種類は4万種類で、細菌数は1千兆個以上あることが分かってきました。

い……1千兆個!!!

この細菌しだいで、腸内環境も変わります。

人間の細胞数は約37兆個なので、驚くことに人間の細胞数の約27倍の細菌が腸の中で共存しています。**便固形分の３分の１が腸内細菌とその死骸なのです。そして３分の１が古くなった腸粘膜で、残り３分の１が食物のカスです。**

人間の腸は広げるとテニスコート１面分にもなります。腸粘膜には花畑のように腸内細菌が生息しているので「腸内フローラ」と呼ばれています。

腸内細菌は縄張りである腸内フローラを形成して、新たに侵入してきた病原菌などに対して攻撃をかけて仲間の菌を守り、私たちの健康を維持しています。幸せ物質のセロトニンは、腸内細菌が住むこの腸内フローラでつくられています。

腸内細菌には善玉菌と悪玉菌がいる

腸内菌を大きく分けると、善玉菌、悪玉菌、日和見菌の3種類があります。

善玉菌はビフィズス菌や乳酸菌などで、腸内を酸性にして有害な菌を死滅させ、消化を助け、セロトニンやビタミンなどを生産しています。

悪玉菌はウェルシュ菌や大腸菌などで、腸内腐敗が進んでアンモニアなど有害な物質が増えます。悪臭を放つオナラの原因や、腸管から吸収されて肝臓、心臓、腎臓の障害、老化、がん、生活習慣病の原因になります

日和見菌は善玉とも悪玉とも言えないさまざまな細菌で、全体の4分の3を占めています。体調が崩れたとき悪玉菌に豹変するバクテロイデスなどがいます。

大腸菌は悪玉菌に分類されていますが、食物の消化を助けたりビタミンを合成し、有害なO-157大腸菌の腸内定着を排除したりするので、それなりの役割を果たしています。

大切なのは腸内細菌のバランスなのです。

発育成長に伴い腸内細菌のバランスは大きく変化します。乳児期の腸内細菌ではビフィズス菌などの善玉菌が最優勢で他の菌が極めて少ない状態ですが、離乳食を摂るようになると、日和見菌のバクテロイデスが増加して、ビフィズス菌などは減少してくるのです。

さらに、老人になると、悪玉菌のウェルシュ菌などが増加し便の腐敗臭も増します。

ヨーグルトは食前でも食後でも効果がある

発酵食品でお薦めは、善玉菌の代表である乳酸菌が豊富なヨーグルトです。

ヨーグルトのビフィズス菌は胃酸に弱いので、生きた状態で腸に届くのは1割ほどだと言われています。しかし、ビフィズス菌が住んでいたヨーグルト液には仲間を増やす因子があるので積極的に摂ることが大切です。ヨーグルトは食前がよいか、食後がよいか、しばしば聞かれますが、どちらにもそれぞれの効果があります。

まず、**「食前のヨーグルト効果」**ですが、食前に食べるとその後に入ってくる糖質の吸収をおだやかにして、血糖の急上昇を防ぎ、糖尿病や肥満の予防効果があります。

次に、**「食後のヨーグルト効果」**ですが、ヨーグルトの乳酸菌は酸に弱いので、胃酸が濃い空腹時の食前よりも、食後に食べたほうが生きた菌が腸に届きます。腸内に善玉菌を増やして免疫力を高めるのが目的なら、食後のデザートがいいでしょう。

善玉菌を増やすには、餌になる食物繊維やオリゴ糖を摂る必要があるんです

「餌」と言われると、乳酸菌も生物だという実感が湧きますね

牛乳などの乳製品を受け付けない人は「漬け物」がいいでしょう。

キムチの乳酸菌のラクトバチルス菌は、胃酸で死滅しないで腸に届き、腸内環境を整えてくれます。花粉症や便秘にもいいですね。

食物繊維は水溶性と不溶性があり、善玉菌はとくに水溶性繊維が好きなので、**昆布、ワカメ、果物、豆類などの水溶性繊維を摂りましょう。**不溶性繊維は消化されないで便の量を増やして便通をよくするので、穀物類、野菜、豆類などの不溶性繊維も摂りましょう。

オリゴ糖はビフィズス菌の餌になります。

オリゴ糖を多く含む食品は、大豆、味噌や醤油、母乳や牛乳、バナナや蜂蜜などがあります。バナナを真っ黒に焼くと熟してオリゴ糖がたくさん増えるので、「焼きバナナ入りのヨーグルト」はビフィズス菌を増やします。

腸では免疫細胞のなんと80％がつくられる

「腸は第二の脳」について話したついでに、もう少し腸についてお話ししておきましょう。

腸の働きの主なものを列挙すると、

①「消化吸収」をするところである。
②「第二の脳」として、幸せ物質であるセロトニンの90％が腸でつくられている。
③「免疫細胞」の80％が腸でつくられている。

この③について、説明しましょう。

消化管は口から肛門まで外界とつながっている管なので、体内にありながら実は外界なのです。口から次々と細菌・ウイルスや異物が侵入してくるので体を守るために、全身の免疫細胞の80％が腸に存在しています。

腸の粘膜には免疫の「総司令部」である「パイエル板」というリンパ組織があり、免疫細胞がたくさんつくられています。外敵侵入の情報をいち早くキャッチして防御・攻撃態勢をつくります。

多くの病気が、「慢性炎症」に起因しています。近年、腸内細菌の乱れによる腸粘膜の穴が、原因のひとつであることが分かってきたのです。小腸（ガット）の粘膜に穴があいて〝未消化〟のタンパク質や細菌、ウイルス、食品添加物などが血液中に漏れます。**この状態をリーキーガット（Leaky Gut）と言います。**[＊18]

私たちは毎日3食の食事を摂っているので、消化管は大量の異物にさらされています。食事は完全に〝無菌〟ではありません。さまざまな細菌もくっついています。

どんなに洗っても微生物はくっついている、と聞いたことも。。。。。。

ですから、私たちの免疫細胞は80％が腸管に存在して、異物を制圧しているのです。しかも、腸粘膜がしっかりとバリアを形成して異物の侵入を防いでいます。

しかし、腸粘膜の炎症や損傷で腸粘膜バリアが破られ穴があくと、未消化の大きい分子が血液中に入り込みます。これがアレルギーや慢性炎症を引き起こすのです。

リーキーガットが起きる原因としては、食品添加物の多い食事で腸内細菌を乱したり、糖分の過剰摂取で悪玉菌が増えたりする場合です。とくに、マーガリンやショートニングは「トランス脂肪酸」と言い、自然界にない異物なので腸粘膜バリアが損傷し、リーキーガットを引き起こします。

アレルギーを防ぐには母乳期間を長くする

お子さんが食物アレルギー、アトピー性皮膚炎、小児喘息にかかることがあります。2~3歳までの乳幼児の腸粘膜は充分に発達していないので、リーキーガットに近い状態です。離乳食でさまざまな食べ物を与えると、たんぱく質がアミノ酸までしっかりと分解されないで大きなたんぱく質分子のまま腸の穴から侵入してしまいます。

たんぱく分子は異物なのでアレルギー反応を引き起こします。早い時期に離乳食を与えないで、できるだけ母乳の期間を長くすることがお子様のアレルギー予防になります。

また、離乳食前の母乳期間でもアレルギーになる乳児がいます。

母乳にはお母さんが食べた食品が濃縮されています。お母さんが食品添加物の多いお菓子などを食べていると、母乳を通して乳児の腸内に食品添加物が大量に入ります。食品添加物はお子さんのリーキーガット状態を悪化させてアレルギーを引き起こします。

私のクリニックでの授乳中のお母さんへは、**「おやつは食品添加物の多いお菓子を控えて果物にする」ようにし、できるだけ「母乳期間を長くする」**ように指導しています。

第3章

Chapter3

黄色は、とくに「動脈硬化」を防ぐ

黄色の代表は「油」。
なかでも「不飽和脂肪酸」というものを
理解しておこう。

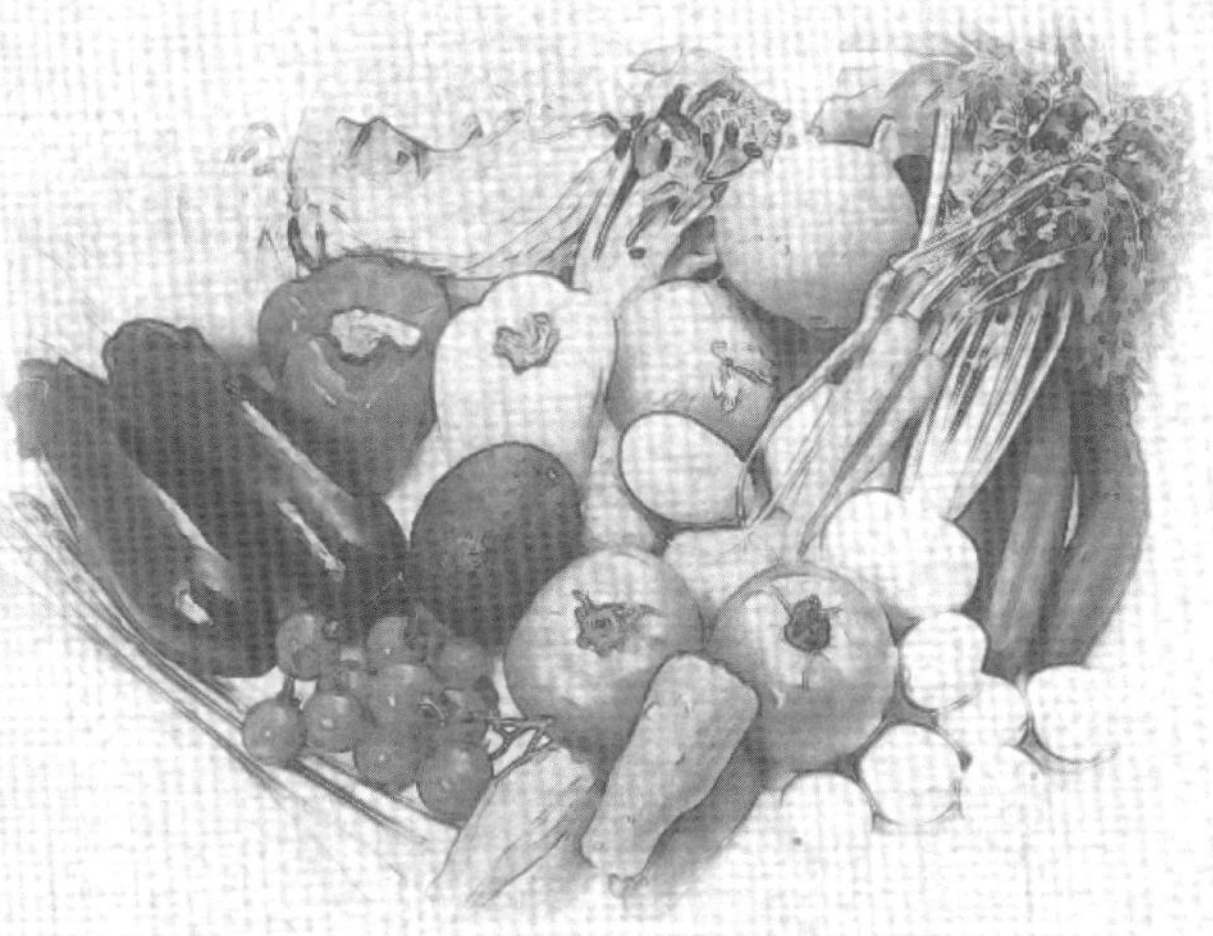

01

「油」とひと言で言ってもさまざまあります

「オメガ3」の油を摂れば心筋梗塞、脳梗塞にならない

アブラ（油）は本当に体に悪いのか？

健康的な食生活には、「油」との上手な付き合い方が必要です。

油……すなわち「黄色」ですね。

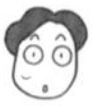
センセ、油ものはあまり健康には良くない、と言いますけど……？

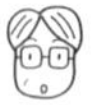
それも程度ものです。良い油と悪い油がある。この話は続きがあります。

動物性脂肪の飽和脂肪酸はコレステロールを増やして動脈硬化になるなどと言われ、油は肥満や動脈硬化になる悪玉扱いにされてきました。ところが、動脈硬化の主な原因は脂

肪の摂り過ぎではなく、糖質の摂り過ぎでした（↓P43）。

1977年、アメリカの心臓病協会はバターなどの動物性脂肪が心筋梗塞の原因であると「脂肪悪玉説」を展開しました。これで、アメリカ人の動物性脂肪の摂取が減ったのですが、代わりに糖質の摂取が増加したため、アメリカでは肥満者と糖尿病が増加しました。そして2014年に、「脂肪悪玉説」は間違いであることが報告され、40年にわたるアメリカの食事指導が失敗に終わった[*1]わけです。

油を構成する「脂肪酸」は大きく飽和脂肪酸と不飽和脂肪酸に分けられます。

飽和脂肪酸は主に乳製品や肉などの動物性の脂肪に多く含まれています。一方、**不飽和脂肪酸は主に、植物や魚の脂に多く含まれています。**不飽和脂肪酸の中には必須脂肪酸というものがあります。必須脂肪酸はヒトが活動する上で必要不可欠な栄養素です。しかし、体の中で合成できないため、外側（食べ物）から摂取しなければいけません。

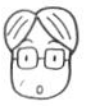

「オメガ3脂肪酸」という言葉を聞いたことはありませんか。

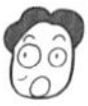 **あります、あります。オメガ6とかも聞いたことがあるなぁ!!**

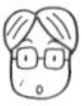 **健康食品などのCMで、よく出てきますね。**

オメガ脂肪酸（α-リノレン酸、EPA、DHAなど）は体内でつくることができない必須脂肪酸で最も健康的な油です。また、オメガ6脂肪酸も必須脂肪酸です。

不飽和脂肪酸のうち、オメガ3脂肪酸とオメガ6脂肪酸は「必須脂肪酸」と言われています。この2つの必須脂肪酸は体内ではつくれないため、食品から摂る必要があります。

オメガ3の「EPA」「α-リノレン酸」「DHA」は優良油

油は、私たちにとってエネルギー源であり、細胞膜、ホルモン、脳神経の構成成分になる大切な栄養素です。**「オメガ3」をしっかり摂ることで、動脈硬化や認知症を予防します。**油について知ることで、生活習慣病から抜け出せるのです。

イヌイット人（エスキモー系の先住民族）は欧米人と同じようにカロリーの4割が脂肪である高脂肪食を食べているのに、心筋梗塞での死亡が欧米人の10分の1であるという

「イヌイット・パラドックス」がありました。研究の結果、イヌイットの主食の魚やアザラシに含まれるＥＰＡが心筋梗塞を予防していることが解明されました。（＊２）

ＥＰＡやＤＨＡのオメガ３脂質は、背の色が青い魚に豊富です。

いわゆる「青魚（あおざかな）」ですね。ボクは大好きですが、〝傷み〟が早い

例えばサバは、釣ってすぐ食べないとすぐに腐り始めます。青魚に限らず刺身は健康に非常にいいのですが、新鮮でないといけません。

サバ缶なんか、いいですね〜。

それもＯＫです。しかし刺身は新鮮じゃないなと思ったら、火を通すこと！　プロが捌（さば）いた刺身を買う場合でも、とくに夏場は、買い物袋に保冷剤も入れずに家まで持ち帰るのは危険です

オメガ３について説明しましょう。

①ＥＰＡ（エイコサペンタエン酸）

ＥＰＡは水産生物の脂質を構成する不飽和脂肪酸のひとつで、イワシやサバなどに豊富

に含まれています。血圧や血中脂質の低下作用があり、動脈硬化症による症状や高脂血症の改善を目的とした医薬品として実用化されているほか、高血圧、炎症の予防やがん細胞の増殖防止などの効果があります。

②「α-リノレン酸」

オメガ3の植物油で知られるようになった、えごま油（しそ油）とあまに油にはα-リノレン酸が豊富です。α-リノレン酸は体の中に入ると、EPAに、さらにDHAへと変化していきます。ですから魚が嫌いな人は、食卓にえごま油かあまに油を置いておくだけで手軽にオメガ3の恩恵が得られます。

③DHA（ドコサヘキサエン酸）

DHAはEPAが変化した油でEPAと同じ効果があるだけでなく、脳神経に最も必要な油なので、脳機能がアップして記憶力が良くなります。

「オメガ6」と「オメガ3」は、4：1の比率が理想的です

オメガ3は柔らかい油で、オメガ6は固い油です。

「オメガ3」のEPAやDHAは細胞膜をみずみずしく保つ効果があり、脳・神経細胞の修復再生に必要であり認知症やうつ病を予防します。また、善玉コレステロールのHDLを増やし中性脂肪を減らし、血液をサラサラにし、心筋梗塞や脳梗塞も防げます。さらに、花粉症、アトピー、喘息などのアレルギー予防効果もある理想的な油です。

一方、**「オメガ6」のリノール酸はサラダ油や、加工食品に多く含まれている固い油**です。摂り過ぎるとさまざまな生活習慣病につながります。

細胞膜は栄養や伝達物質を取り入れたり、代謝産物を排出したりするためには柔らかい必要があります。しかし、細胞全体を支えるためにはある程度の強固さも必要です。そのためには、この相反する性格の油のバランスが大切です。

私たちが普段、摂っているオメガ6：オメガ3の比率は、約「10対1」でオメガ6が圧

倒的に多過ぎます。マーケットの加工食品から知らないうちにオメガ6を大量に摂取しているからです。厚生労働省が薦めるオメガ6とオメガ3の比率は「4対1」(＊3)。オメガ3を積極的に摂ってバランスを保ちましょう。

サンマ、アジ、イワシ、サバ、ブリ、カツオなどの背の色が青い魚や、すり身にしたカマボコ、ジャコ天にはオメガ3のEPA、DHAが多いので、1日に1食は食べましょう。簡単に摂れる「サバ缶」もお薦めです。

また、あまに油・えごま油に含まれるオメガ3を摂取すれば体内でEPA、DHAに変化します。魚をあまり食べない人は「あまに油」や「えごま油」を1日に小さじ2杯、ヨーグルト、ジュース、スープ、味噌汁、納豆、冷奴、サラダなどに加えることをお薦めします。

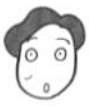
あまに油って……？

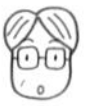
あまに油は、亜麻の種子から低温圧搾法で抽出します。ヘキサンによる溶剤抽出法や加熱処理をしないのでとても安全な油です。オメガ3の「α-リノレン酸」が55％含まれています。

熱に弱く酸化されやすいので、ドレッシングに理想的です。マーケットにもありますよ。

もうひとつの「えごま油（しそ油）」は、シソ科の荏胡麻（えごま）の種子を焙煎してから低温圧搾法で抽出します。ここにもオメガ3の「α-リノレン酸」が豊富なので、あまに油と同じ調理法で摂取するとよいでしょう。

オメガ9の「オリーブ油」は心筋梗塞を30%減らします

オリーブ油はオメガ9の「オレイン酸」が豊富な健康的な油です。調理では炒め物からドレッシングまで使える万能油です。

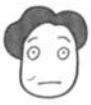
オメガ9まであるんですか！

まあ、ここはこまかく覚えなくてもかまいません。

要するに不飽和脂肪酸のオメガ分類には、3と6と9があります。奇数のオメガ3と9は体に良い油。偶数のオメガ6は体に悪い油とだけ覚えておいて下さい。

スペインの多施設共同試験7447人で行なわれた研究で、**エキストラバージン・オリーブオイルを添加した地中海食を5年間摂取することで、心筋梗塞や脳卒中の発症リスクを約30%低減させました。**(＊4)

地中海食ではオメガ9のオリーブオイルをたくさん使い、オメガ3の魚料理が多くて肉料理が少なく、色の着いた野菜・果物をたくさん食べるのが特徴です。オメガ3と9の「不飽和脂肪酸」を豊富に摂取していることが動脈硬化予防につながっています。

「オリーブオイル」は、エキストラバージンを選ぼう

オリーブオイルは「オレイン酸」が80%含まれていて、抗酸化作用、コレステロールを下げる作用があります。熱に強いので加熱料理に使え、サラダドレッシングにも使えるので調理ではとても重宝する油です。

気をつけるのは低温圧搾法の一番搾り(しぼ)りである「エキストラバージン・オリーブオイル」を購入することです。

普通のオリーブオイルと、違うんですか？

純度がまったく違うんですよ。簡単に言うとオリーブオイルは、オリーブの種を搾ってつくりますが、エキストラバージンオイルは、「一番搾り」！

「ピュア・オリーブオイル」というのもあったような……？

一番搾りの「残りかす」を溶剤抽出法で抽出し精製した油に、風味をだすために「エキストラバージン」を少し加えた油です。大量生産できるので価格は安くなりますが、オリーブオイルの効果が薄れてしまいます。

「エキストラバージン」は手間ひまがかかり、高価そうですねえ。

たしかに価格も高い。財布との相談ですが、ここは健康長寿のために投資しましょう。

油を選ぶときは、調理法との兼ね合いを考えよう

最も多く使われているサラダ油は、大豆やコーンなどが材料です。

大豆そのものは健康食品ですが、破砕すると、きな粉状で低温圧搾法では油を搾り出せ

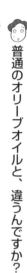

ません。そこで、ヘキサン溶剤抽出法で油を抽出・高温処理・精製します。

これがいわゆる「サラダ油」です。このヘキサンを除去するために200℃以上の高温処理をします。このときに毒物（ヒドロヘキシノネナール）が発生し、健康を害する油に変化しています。(*5)

ヘキサンは、エンジンの洗浄に使用する石油系溶剤なのです。

エンジンの洗浄❢

そうです。そんなものが体にいいわけがない。

怖い!!!

ヘキサン溶剤抽出法の油と同様、健康に悪い人工的な油に「トランス脂肪酸」があります。液状の植物性油を化学的に固形化したマーガリンやショートニングです。

これらは自然界にない油（トランス脂肪酸）なので、細胞膜の材料に使われると充分に機能してくれないのです。その結果、アレルギー、生活習慣病、がんの原因になります。

加工食品やお菓子にはショートニングが大量に入っているので成分表示でしっかりと確認して身を守りましょう。**トランス脂肪酸こそ超悪玉脂肪です。**

欧米ではトランス脂肪酸の食品はすでに規制されています。[*6]
それでは、調理法による油選択のポイントについて説明しましょう。左の図のような要領です。

Dr. 油の上手な使い方

1. 天ぷらやフライ料理には最も酸化しない「米油」がベスト。
2. 炒め物は酸化しにくい「オリーブオイル」、「ごま油」ですること。
3. 炒め物とドレッシングの万能油は「エキストラバージン・オリーブオイル」。
4. ドレッシングには、「えごま油」、「あまに油」のオメガ3が理想的。
5. 悪の根源である「サラダ油」は控えましょう。

02

コレステロールは、そんなに悪者か？

タマゴは、かなり食べても健康に害を及ぼさない優良食品です

コレステロールと中性脂肪はどう違うの？

健診の検査で、コレステロールと中性脂肪の異常値を指摘されることがあります。では、そもそもこれらの数値はどこがダメなのか……。

そうなんですよねえ。コレステロールと中性脂肪の違いもよくわからないし……。

簡単に言うと、「中性脂肪」はエネルギーを貯蓄するための油で、「コレステロール」は、私たちの身体を構成している細胞膜やホルモンなどをつくる大切な材料です。

コレステロールは、悪玉コレステロールや善玉コレステロールという言葉で呼ばれてい

ます。まず、悪玉コレステロールと言われている「ＬＤＬ」は、生産工場である肝臓から全身の細胞へ運ばれるコレステロールです。

このコレステロールが余ると、動脈硬化の原因にもなるので、悪玉コレステロールと呼ばれてきました。一方、「ＨＤＬ」は全身で余ったコレステロールを回収して肝臓に戻して、動脈硬化を改善するので、善玉コレステロールと呼ばれています。

しかし、悪玉コレステロールと言われているＬＤＬは高値になってもそれ自体は悪さをしません。**悪さをしているのは酸化したコレステロール**です。(＊7)

コレステロールが酸化されると異物になり血管壁にたまり、動脈硬化が起きます。

中性脂肪が動脈硬化の主な原因です

中性脂肪が増えると、コレステロールは酸化されやすい「超悪玉コレステロール」（小型ＬＤＬ）に変化(＊8)します。すると簡単に酸化して動脈硬化を引き起こします。

つまり、**糖質の摂り過ぎによる中性脂肪の高値が動脈硬化の主な引き金**なのです。

中性脂肪は、その日の食事内容で簡単に上下します。健診に備えて前の日の夕食や飲酒を節制すると、健診での朝食抜きの採血（空腹時採血）では簡単に正常値になることがあるので見逃されます。そこで、健診のような空腹時の採血だけでなく、食後の血液検査でどこまで上昇するかを見る必要もあります。

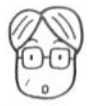

血液検査で、中性脂肪はコレステロールほど注目されていません。実はこの中性脂肪が心筋梗塞や脳梗塞の主な原因です。

コレステロールより、たちが悪いんですね。どんな食品がいいんですか……？

私は患者さんに**高中性脂肪血症にならないよう糖質半減食の指導をしています。**そして、善玉コレステロールのHDLを下げないためにタマゴを食べることを薦めています。

タマゴは「完全栄養食」である

血液中のコレステロールの8割は肝臓で合成されたもので、食事から摂れるコレステロールはわずか2割程度です。食事からコレステロールを摂り過ぎても、肝臓は合成を抑制して調節します。ですから、コレステロールを多く含む鶏卵を5～6個食べても、血中コレステロール値には影響しません。(*9)

センセ、タマゴはコレステロール値を上げると、昔から言われてますけど。。。。。。

そうなんです。つい最近まで、「コレステロールが動脈硬化の原因だ。だからコレステロールが多いタマゴは控えよ」と、タマゴはあらぬ汚名を受けてきました。しかし、それどころかタマゴは栄養バランスが良い「完全栄養食（完全食）」なのです。

アミノ酸は豊富だとか……。

そうです。そこがポイント！

卵白は良質なたんぱく質で8種類の「必須アミノ酸」がバランスよく含まれています。「必須アミノ酸」のバランスを数値化したものは「アミノ酸スコア」と呼ばれています。卵のアミノ酸スコアを見ると、それぞれの必須アミノ酸はすべて最高点の100点を超えています。しかもバランスもよく正八角形に近い（*10）。

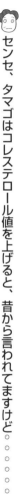

Dr. タマゴは完全食！

タマゴの必須アミノ酸

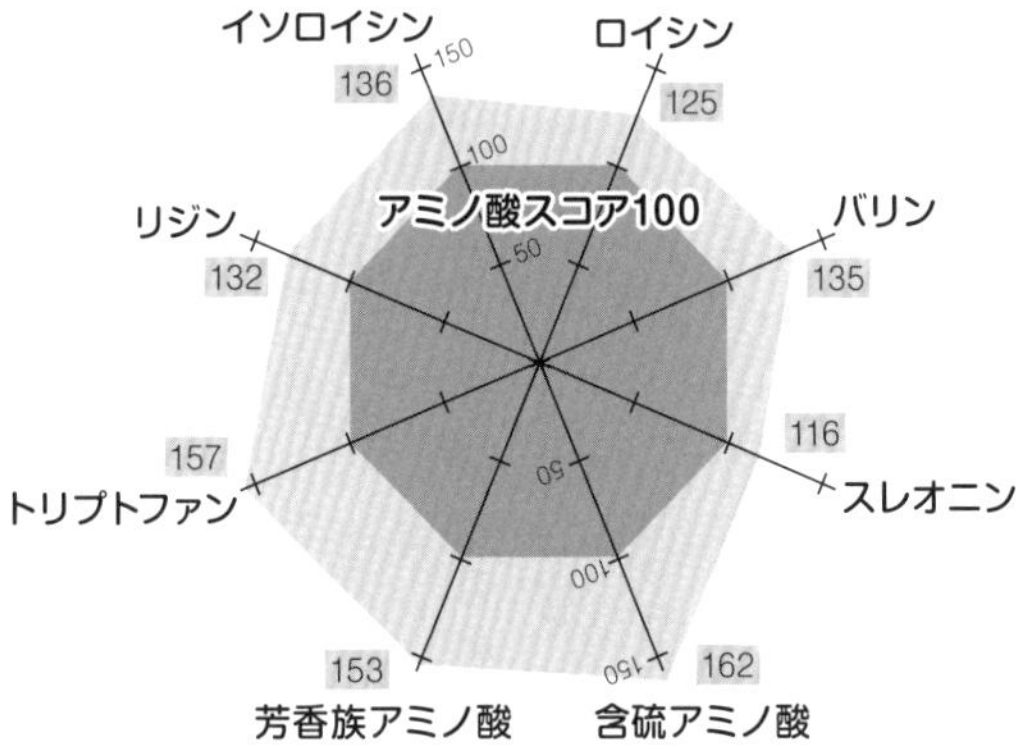

タマゴ2個分のエネルギー量と各栄養素量の比率

エネルギー	タンパク質	脂質
157kcal 約8%	12.8g 約26%	10.7g 約19%

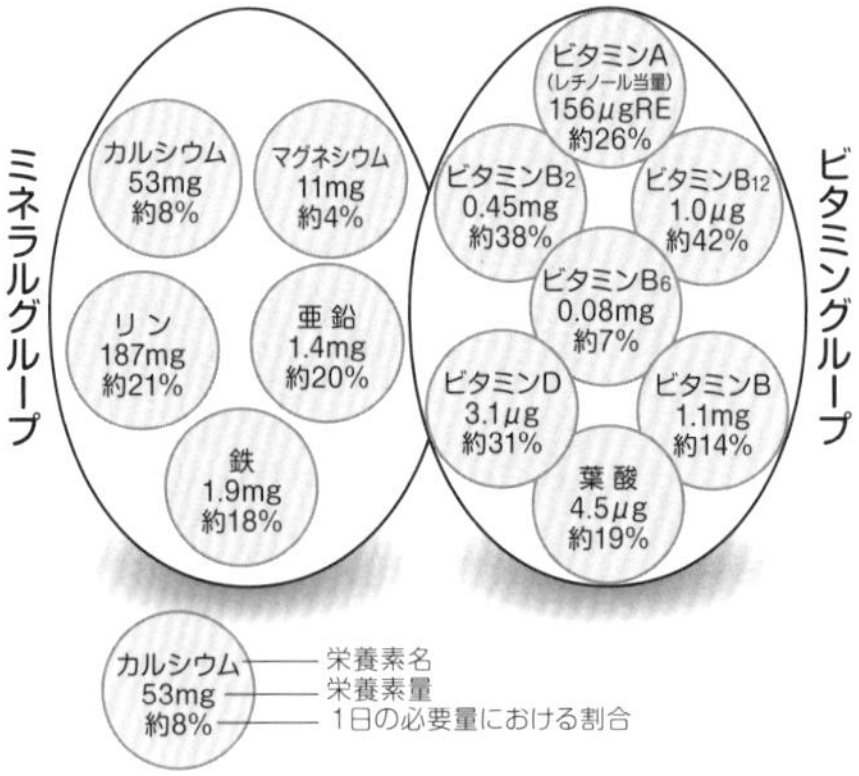

http://www.nasufarm.com/topic/000014.html (*10)

まさに「完全食」と言われるゆえんです。

タマゴの卵白は、ロコモ（運動器症候群）を予防する

高齢者はたんぱく質不足による筋力低下や骨粗鬆症で、転倒による骨折がきっかけで寝たきりになる人が多く、高齢化社会を迎えた長寿国として大きな問題です。

筋力向上には、ゆっくりスクワット（↓P244）などの筋トレと良質なたんぱく質が必要です。骨はたんぱく質のコラーゲンにカルシウムが沈着してできるので……、

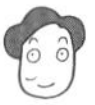
やはり良質なたんぱく質が必要だと。

そういうことですね。また、タマゴの卵白は、ロコモ（運動器症候群）予防の味方です。

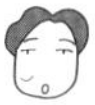
ロコモ……？

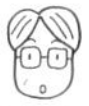
要するに加齢でしかも運動しないと、筋肉が落ちてくる。たとえば太腿の筋肉が落ちると、膝に負担がかかり、それで運動しないと、足首、股関節……。こうした機能が衰え、要介護や寝たきりにつながる。これがロコモーティブ症候群です。

また、高齢者で顔色が悪くて「貧血症」の人は、「鉄欠乏」よりも「低たんぱく血症」が原因のことが多いです。

低たんぱく血症……??

偏食が多くて魚、肉、牛乳が嫌いな人たちがほとんどです。タマゴは好きかどうか聞くと、タマゴは好きだが動脈硬化を起こすから控えていると答えます。

そこで、鶏卵を5〜6個食べても血中コレステロール値には影響しないことを説明し、1日にタマゴを2〜3個ほど摂るように指導します。すると、1カ月後の血液のコレステロール値は上昇することなく、たんぱく質が正常値になり貧血も改善し顔色がとても良くなり肌も若返ってきます。

オムレツならタマゴ2〜3個ですね。面倒ならスクランブルエッグでもいい。

タマゴの「レシチン」は脳を活性化し、血流も良くする

タマゴは、たんぱく質、ビタミン、ミネラルが豊富です。ビタミン類ではビタミンA、

B2、B6、B12、D、E、葉酸が多く含まれ、ミネラル類もカルシウム、マグネシウム、亜鉛、鉄、リンとバランスよく含まれています。ダイエットをしている人は、不足しがちなたんぱく質、ビタミン、ミネラルを補うことができます。**さらにタマゴには、レシチンによる脳の活性化、卵白の美肌効果、リゾチームによる抗菌効果などがあります。**

鶏卵の栄養素はタマゴを産むニワトリの餌が影響しています。あるタマゴ会社では、ニワトリの餌に魚や魚油を入れ、EPAやDHAを豊富に含む鶏卵が販売されています。

人間の「細胞膜」は主に油でできています。「レシチン」は油の一種で、細胞膜や脳神経細胞の主要成分です。しかも、神経伝達物質のアセチルコリンを生成して、記憶力向上、認知症の予防、自律神経失調症を改善します。

脳・神経系のメンテナンスには必要不可欠な栄養素なわけですね。

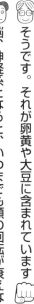

そうです。それが卵黄や大豆に含まれています

脳、神経系となると、いつまでも頭の回転が衰えない。

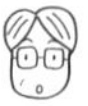

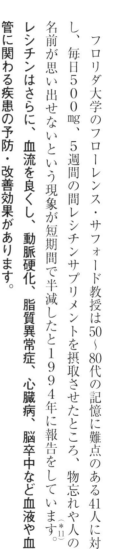

早く言えば認知症などの症状が改善するんですよ。

フロリダ大学のフローレンス・サフォード教授は50～80代の記憶に難点のある41人に対し、毎日５００㎎、５週間の間レシチンサプリメントを摂取させたところ、物忘れや人の名前が思い出せないという現象が短期間で半減したと１９９４年に報告をしています。(*11)

レシチンはさらに、血流を良くし、動脈硬化、脂質異常症、心臓病、脳卒中など血液や血管に関わる疾患の予防・改善効果があります。

レシチンの１日推奨摂取量の５００㎎を単品で摂る場合、鶏卵なら４個、レバーなら６串、牛肉ステーキで３枚、鮭切り身で10切れ、枝豆なら５４０鞘を食べる必要があります。単品ではなかなかむずかしい。

不足分を補充したい場合は、大豆レシチンの栄養補助食品で補うのもいいでしょう。

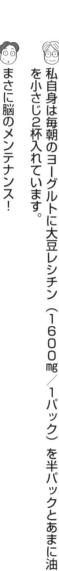

私自身は毎朝のヨーグルトに大豆レシチン（1600㎎／1パック）を半パックとあまに油を小さじ2杯入れています。

まさに脳のメンテナンス！

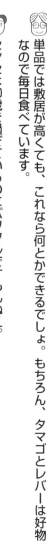

単品では敷居が高くても、これなら何とかできるでしょ。もちろん、タマゴとレバーは好物なので毎日食べています。

センセは70歳を過ぎているのにパワフルですもんねぇ。

そう思うなら、あなたも少しは健康に気を遣うことです。

へへ～～！

●レシチンの多い食品（1日に500mg必要）

鶏卵	4個
レバー	6串
牛肉	3枚
紅ザケ	10切れ
枝豆	540鞘

03

カボチャはビタミンEの宝庫です

ビタミンEは細胞を酸化（老化）から守っている

ビタミンEは細胞膜のメンテナンスに欠かせない

細胞膜は油成分で酸化しやすいので、抗酸化作用が強くて油に溶けやすいビタミンEが細胞膜を守っています。[*12] 油のメンテナンスにはビタミンEは欠かせません。さらにビタミンEは、美肌効果や、動脈硬化、溶血性貧血、更年期障害を予防します。

ビタミンEをたくさん含む食品は、カボチャ、アーモンド、黄パプリカです。

1日推奨量8㎎を単品で摂る場合、カボチャならわずか5分の1個で充分です。アーモンドなら22粒、黄パプリカなら2個が目安です。

アーモンドのビタミンEは美肌、若返り、精神安定効果がある

私たちの細胞を酸化から守っている「ビタミンE」が豊富な食品は「アーモンド」です。目に見えて分かるのが美肌効果で、**1日に1握り20粒を目安に食べ続けると2週間ほどで肌がつやつやしてきます。**さらに、老化、動脈硬化、肥満の予防効果があり、成長ホルモンを分泌させて若返り効果もあります。

また、ミネラルがバランスよく含まれている。ミネラルが不足すると精神不安などさまざまな症状が起きるので、ミネラル補給として有効な食品です。

カボチャのビタミンACE（エース）で風邪知らず

黄色の食品のしんがりは「カボチャ」です。「冬至の日にカボチャを食べると風邪をひかない」と言われ、昔からカボチャは健康に欠かせない食材です。

カボチャにはビタミンC・Eが豊富に含まれています。さらに、β（ベータ）-カロテンがブロッ

コリーの約5倍、ピーマンの約10倍も含まれ、強力な抗酸化作用があります。

このβ-カロテンは体内に入るとビタミンAに変換されます。これら**ビタミンA・C・Eはビタミン ACE（エース）と言われ、抗酸化作用がバツグン**なので、老化予防、免疫力効果があります。

「宝刀・ほうとう」は私の故郷である武田信玄甲斐の国（山梨県）の郷土料理です。

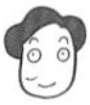
「旨いもんだよ、カボチャの宝刀」とか言われますよね♡

山梨県人の口癖ですよ。平成28年の都道府県別「健康長寿」では、山梨県は男性1位、女性3位となっているので、山梨県の郷土料理は健康食として注目に値します。（＊13）

「ほうとう」は、小麦粉をきしめんのように平たくした麺ですが、うどん麺を代用してつくれます。味噌をベースにカボチャ、豚肉、油揚、里芋、ニンジン、ネギ、キノコ、白菜など手近にある肉、野菜を入れて、煮込みうどん鍋のように煮込み、好みに応じてタマゴをトッピングして出来上がりです。カボチャ、タマゴ、味噌などのスーパーフードのコンビはまさに「超・完全食」です。ただし「うどん」は糖質を上げるので、あまり入れ過ぎないこと。

私は風邪ぎみだなと思ったら、風邪薬を飲まずにカボチャの宝刀を食べて、身体の芯から温めて充分な睡眠をとります。これだけで翌朝には風邪は完全に治っています。

●ビタミンEの多い食品（1日8mg必要）

カボチャ	1/5個
アーモンド	22粒
うなぎ	1人分
パプリカ	2個

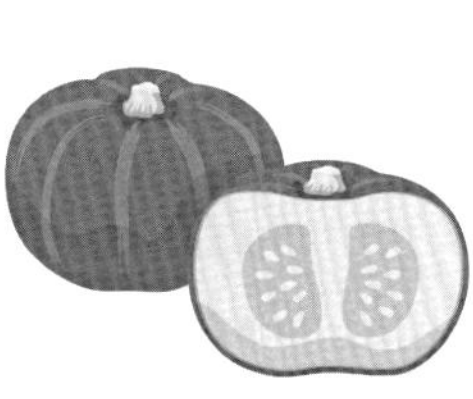

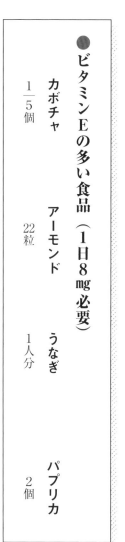

第4章

Chapter 4

「赤・橙色」は骨粗鬆症、肌の老化、痛風に効く

赤、橙の食品で骨を強くして、
寝たきりにならない体をつくろう。

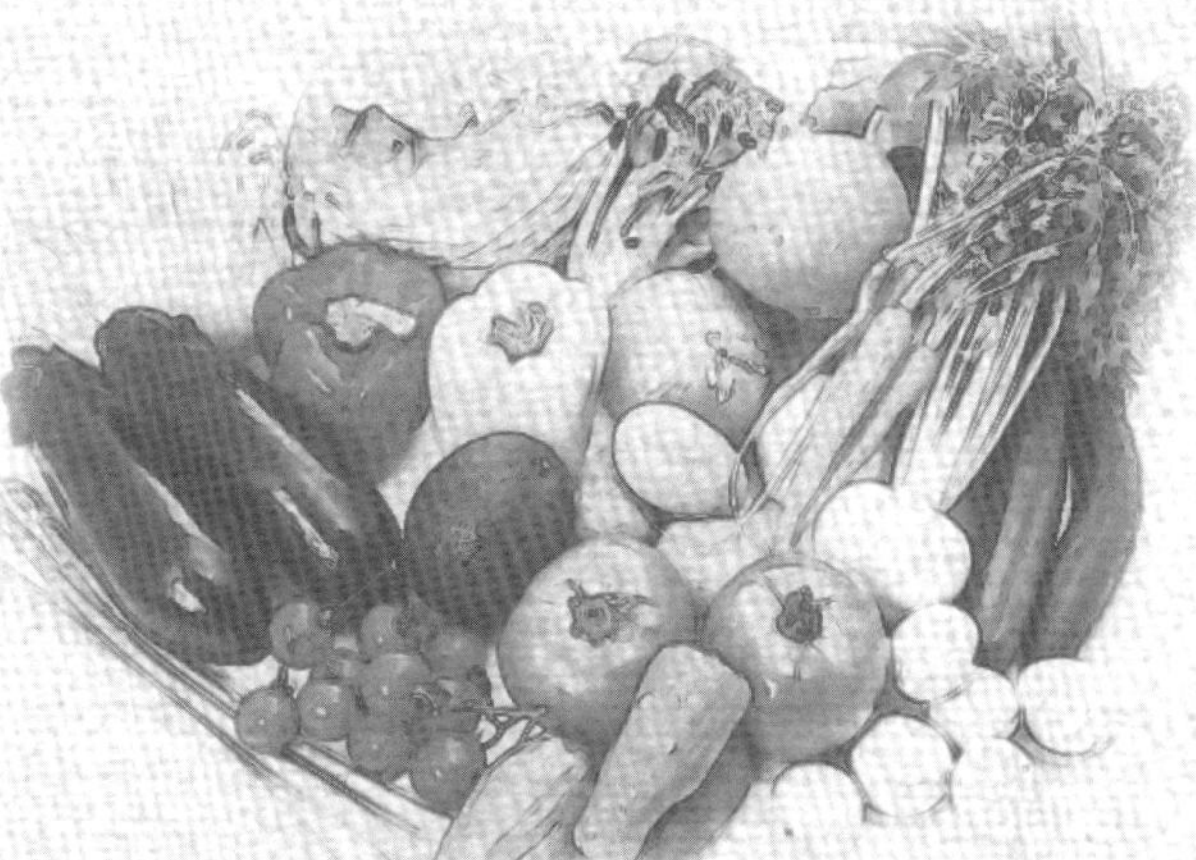

01

ビタミンCの働きと、多く含まれる食品

ビタミンCは、こう食べよう！

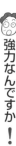

ビタミンCの主な働きは、老化などを防ぐ抗酸化作用です

「色着きごはん」も緑、茶、黄……と進み、次は「赤、橙」です。ここで強調したいのは、「ビタミンC」です。

「ビタミンC」と言えば「レモン」の黄色のイメージが強いですね。

はい。しかし、さまざまな色の果物や野菜にビタミンCが含まれています。とくに鮮やかな「赤色の食品」のアセロラ、赤パプリカ、イチゴなどですね。ビタミンCは抗酸化作用が強力です。

強力なんですか！

そう、ものすごく強力

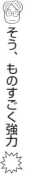

ではこのビタミンCを「どう食べるか」です。

ビタミンCはビタミンEとほぼ同じ効果がありますが、ビタミンEが油に溶ける脂溶性ビタミンであるのに対して、ビタミンCは水に溶ける水溶性ビタミンです。一度に大量に食べても細胞には貯蓄されないので、血液に溶けて体中を巡り3時間ほどで尿から排泄されてしまいます。

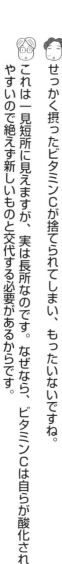

せっかく摂ったビタミンCが捨てられてしまい、もったいないですね。

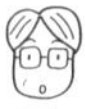

これは一見短所に見えますが、実は長所なのです。なぜなら、ビタミンCは自らが酸化されやすいので絶えず新しいものと交代する必要があるからです。

ビタミンCは、自らは酸化して錆びてしまいますが、他の細胞などを酸化することなく、排泄されて役目を終えます。非常にボランティア精神の強いビタミンです。

ビタミンCはすぐに排泄されるので、毎食こまめに食べる必要があります。

朝は必ず野菜や果物のジュースを飲むのもいいですし、ジュースにしなくてもサラダなどで食べてもかまいません。ただし果物の糖分に注意。

ストレスに対抗するホルモンを出させ、免疫力も上がる

人はストレスを受けると、ホルモンなどを分泌して戦います。ホルモンの分泌がフル回転すると、活性酸素が大量に発生します。臓器も酸化しやすくなる。そこでビタミンCは、臓器の酸化を取り除いて、機能を守っています。さらに、ビタミンCは細菌やウイルスを攻撃する免疫細胞を増強させます。

さまざまなストレスに対してビタミンCは必要不可欠な存在です。

ですから、風邪、ケガ、残業などストレスがあるときは、イチゴやオレンジなどの果物からビタミンCの補給をしましょう。

ビタミンCはコラーゲンを合成して肌、血管、骨をつくる

ビタミンCは「コラーゲン」の合成に関与しています。

コラーゲンはたんぱく質の一種で、皮膚、血管、骨、軟骨に多く存在します。**コラーゲンをつくる材料は主に「たんぱく質」「鉄」「ビタミンC」の3つ**です。

コラーゲンは細胞と細胞をつなぐ接着剤であり、肌のハリや弾力、美肌効果があります。また、血管の形成にも関与し血管病変を予防します。さらに骨の形成に関与し骨粗鬆症を予防します。

まず、皮膚でのビタミンCの効果から話していきましょう。

よくテレビの通信販売などで、やってますね！　コラーゲンで美肌を、なんて

そうです。皮膚のコラーゲンは細胞と細胞をつないでいて、伸びたり縮んだりして弾力性を保ちます。

……ていうことは、ビタミンCが不足するとコラーゲンがつくられなくなり肌のハリと弾力を保てなくなる……。

そうです。その意味でも、ビタミンCは大切な栄養素なのです。

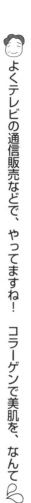

コラーゲン入りのドリンクや食品は、直接的効果はない

通信販売などで、美しいピチピチのお肌を保つためのコラーゲン入りドリンクやサプリメントを大宣伝しています。しかし、高価なコラーゲンを飲んだり食べたりしてもそのまま吸収されてお肌に行くことはありません。つまり、たんぱく質であるコラーゲンはアミノ酸まで分解されたあと腸から吸収されます。吸収されたアミノ酸は、さまざまなたんぱく質の材料になりますが、優先的にコラーゲンになるわけではありません。

ですから、安くて美味しい魚や肉、タマゴ、大豆などから良質なたんぱく質を摂って、ビタミンCの豊富な果物や野菜を食べるほうが、良質なコラーゲンが体内でつくられます。

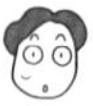
ほえ～、たとえば、どんな食品ですか。

赤パプリカ、イチゴ、オレンジなどを食べると良質なコラーゲンが体内でつくられ、美肌効果を発揮します。

イチゴやオレンジなどは大好きです。朝抜きも多いけど……

太田さんの朝抜きは、ずぼらなだけだけど、現代人は忙しいから、そういう人は多い。でも、朝少しオレンジやイチゴを食べるだけで、まったく違ってくるんですよ。

「朝の果物は1日のうちでも最も体に良い」という意味のことわざもあります！

●ビタミンCの多い食品（1日に100mg必要）

アセロラ	1粒
赤パプリカ	1/2個
いちご	10粒
レモン	1個
オレンジ	4/5個

ビタミンCは骨粗鬆症を治す

骨は鉄筋コンクリートと同じ構造をしていて、鉄筋の部分はコラーゲンでできています。鉄筋に塗り込むコンクリート部分がカルシウムです。

ですから、骨密度検査でカルシウムが充分にあると言われても、コラーゲンが不足していると鉄筋部分が弱いので骨折します。**コラーゲンに必要なのが大量のビタミンCと充分なたんぱく質**(＊1)です。

骨折した場合、新しい骨ができるのに4～6週間かかります。しかし、充分なビタミンCを補給すれば2週間ほどで新しい骨が形成されたという報告があります。骨形成にビタミンCを充分に摂りましょう、と指導する医者が少ないのが現状です。

私が住んでいる場所は北陸の雪国なので、日照時間が少なく「骨粗鬆症」の人がとても多く、田んぼや畑作業で背骨が圧迫されて曲がる「脊椎圧迫骨折」が目立ちます。

圧迫骨折になった患者さんは、カルシウム、ビタミンD、ビタミンA、ビタミンKの不足のほかに、ビタミンC、たんぱく質、鉄の不足によるコラーゲン合成不良で骨の鉄筋部分が弱いことも大きな原因です。

そこで私のクリニックでは、「脊椎圧迫骨折」の食事指導をするとき、最初の2カ月間は、コラーゲンを増量する目的でコラーゲンの材料となる「たんぱく質」を魚、肉、タマゴ、乳製品、大豆製品で毎食しっかりと摂るようにします。「鉄」は吸収のよい動物性ヘム鉄の多い「アサリ」の水煮缶詰で、「ビタミンC」はアセロラ果汁飲料、赤パプリカ、イチゴ、オレンジなどで積極的に摂り続けるように指導しています。

水溶性のビタミンCは摂り過ぎるとすぐに尿から排泄されるので、**毎食に小分けにして摂取する**ことも大切です。2カ月以降は、ビタミンAの多い、レバーやニンジン。ビタミンA・C・Eの豊富な赤パプリカ。ビタミンKの豊富な納豆。ビタミンDとカルシウムが豊富なしらす干しや紅ザケなどを積極的に摂ることでリハビリも順調に進みます。

日本の平均寿命は、女性が87歳で世界第1位、男性が81歳で第3位です。(*2)

しかし要介護期間が10年間(女性13年間、男性9年間)もあり、大きな課題となっています。寝たきりになる大きなきっかけに、骨粗鬆症による骨折があります。ビタミンA・C・D・Kと充分なたんぱく質を摂取して、死ぬまで現役の人生を目指しましょう。

では、ビタミンCの多い食品を見てみよう

「ビタミンC」は、アセロラ、赤パプリカ、イチゴなどの真っ赤な食品や、レモン、オレンジ、グレープフルーツなどの橙色の食品に豊富です。ビタミンCの1日推奨摂取量は100mgなので、アセロラならわずか1粒で充分です。赤パプリカなら2分の1個、イチゴは10粒、レモンは1個、オレンジも1個で摂取できます。

では、それぞれについて、どう食べればいいかなどを説明しましょう。

「アセロラ」のビタミンCはレモンの17倍！

「アセロラ」は、ビタミンCがレモンの17倍もあり、アセロラ果汁（10%飲料）ならコップ半分で摂取可能です。生のアセロラはマーケットで入手しにくいため、アセロラ果汁飲料で摂取するのもよいでしょう。

「赤パプリカ」は、ピーマンが品種改良されたものですね。

まあ、そう考えていいでしょう。赤・黄・緑と鮮やかな色合いと甘味が特徴です。

そこにビタミンが豊富だと……！

赤パプリカにはビタミンACE（エース）のすべてが含まれています。とくに、ビタミンCが豊富で、抗酸化作用、美肌効果、感染予防、ストレス緩和効果が得られます。色合いも食欲をそそるので、炒め料理にはぜひ加えたい食材です。

「いちご」は、ビタミンC、アントシアニン、葉酸、食物繊維、キシリトールなどが豊富に含まれています。キシリトールは虫歯の原因となるミュータンス菌を減少させて、虫歯を予防します。**虫歯に悩む人の間食に最適**です。

02

完熟トマトの抗酸化力はハンパでない！

「リコピン」は動脈硬化、高血圧、糖尿病などに効く凄い成分

赤色の天然色素が「リコピン」です

テレビの健康番組では、トマトの効果がたびたび取り上げられます。そのトマトの栄養素が「リコピン」です。リコピンは、トマト、ミニトマト、グレープフルーツ、スイカ、柿などに含まれている赤色の天然色素です。

リコピンは強力な抗酸化作用を持ち、β（ベータ）-カロテンの2倍、ビタミンEの100倍、ビタミンCの3700倍の効果があります。

さ……3000‼

3700倍です。どんどん食べて下さい。

リコピンの抗酸化作用は、動脈硬化、高血圧、糖尿病の予防、美肌効果があります。また、ルテインとの相互作用で白内障や黄斑変性症の予防効果もあります。

さらに、前立腺がんの予防効果もあり、[*3] トマト効果は絶大です。

「リコピン」の多い食品は、トマト、ミニトマト、グレープフルーツ、スイカ、柿です。

1日の推奨摂取量は15mgです。

●リコピンの多い食品（1日に15mg必要）

トマトジュース	1/2缶
ミニトマト	10個
トマト	2個半
グレープフルーツ	1個半

「トマト」は〝生〟より加熱料理でリコピンの吸収が3倍にアップ

リコピンは体内で生成できない成分ですので、トマトなどから摂る必要があります。

生のトマトは、青みが残った状態で出荷します。熟していないとリコピンは1kgあたり5mgほどしか含まれていませんが、完熟トマトでは50mg程含まれます。

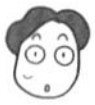
赤くなるだけで10倍！

はい、できるだけ完熟したトマトを選びましょう♡

一方、加工食品は完熟トマトを使うのでリコピンが大量に含まれています。しかも加工することで細胞壁内に閉じ込められていたリコピンが外へ出てくるので吸収は良くなります。ですから、トマトジュースやトマトケチャップはとても健康的な加工食品です。

調理法でも、**トマトは生よりも加熱料理がお薦めです。加熱することによって細胞壁が壊れ、リコピンが3倍吸収されやすくなります。**しかも加熱することで量が少なくなり、簡単に2～3個食べることができます。

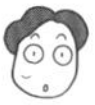

生でも良し、加熱しても良し、というわけですね！

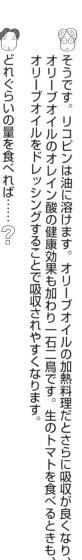

そうです。リコピンは油に溶けます。オリーブオイルの加熱料理だとさらに吸収が良くなり、オリーブオイルのオレイン酸の健康効果も加わり一石二鳥です。生のトマトを食べるときも、オリーブオイルをドレッシングすることで吸収されやすくなります。

どれぐらいの量を食べれば……？

リコピンの1日必要量は15㎎です。これは大きめのトマト2個分で、トマトジュースなら2分の1缶で摂れます。トマトケチャップなら、大さじ4杯です。

トマトは、リコピンのほかにも、β-カロテン、ビタミンA・B1・B2・C・E、カリウム、マグネシウム、カルシウム、鉄、クエン酸、リンゴ酸、食物繊維などさまざまな栄養素を含んでいます。

ビタミンCは美肌効果があります。ビタミンCは熱に弱く水溶性ビタミンのため、生で食べたほうが効率よくビタミンCを摂取できます。カリウムは高血圧症に効果があり、クエン酸、リンゴ酸、ビタミンB1は、疲労回復に効果的です。

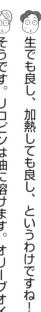

「ニンジン」は目、肌、血管を守る「緑黄色野菜の王様」

β-カロテンがニンジンの英語名キャロットに由来しているように、ニンジンにはβ-カロテンがとくに多く含まれ、100gあたり含有量は9000μg（マイクログラム）と、ほうれん草やカボチャの2倍以上含まれています。「緑黄色野菜の王様」と呼ばれ、抗酸化力に富んでいるので、目、肌、血管などにさまざまな効用があります。

ニンジンの効果は、β-カロテンそのものによる効果と、β-カロテンから変換されたビタミンAによる効果があります。さらにリコピン、ルテイン、アントシアニン、クマリン、カリウムや食物繊維などのさまざまな栄養素による相乗効果があります。

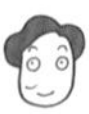
何だかいろいろ含まれてるけど、要するにみんな体にはいい、ということですね。

まあ、そういうことです

まず、「血管」を守ってくれます。β-カロテンには強い抗酸化力があるので、脂質の酸化を防いで血管の動脈硬化を予防します。香り成分のクマリンは血液をサラサラにして、血栓や心筋梗塞・脳梗塞を予防します。カリウムは高血圧症の予防と治療効果があります。

大切な「目」を守ってくれます。 β-カロテンから変換されたビタミンAは、網膜の明暗を感じる成分になるので夜盲症を予防し、眼精疲労の回復効果があります。また、角膜の乾燥を守ってドライアイを予防します。ルテインが、スマートフォンのブルーライトによる目の黄斑部や水晶体の酸化から守ってくれます。

さらに、「粘膜や肌」を守ってくれます。

ビタミンAは粘膜や皮膚を正常に保つ働きがあるので、口内炎や、肌の乾燥や肌荒れを守っています。さらに、β-カロテンは紫外線によって発生する活性酸素を無効化し、メラニン色素の発生を抑制するので、総合的に美肌効果があります。

さらにさらに、「がん」から守ってくれます。

β-カロテンの粘膜保護作用や免疫力アップにより、口腔がん、咽頭がん、喉頭がん、食道がん、胃がんの予防効果があります。(*4)

β-カロテンは、生より油で調理したほうが油に溶けて吸収率が良くなります。生では10%ですが、煮ると30%、油料理だと60%と吸収率が良くなります。生のサラダよりも、油炒めやきんぴらがお薦めです。
サラダで食べるときは、あまに油かオリーブ油をかけましょう。

「β-カロテン」の抗酸化力は、ビタミンCの1200倍！

β-カロテンの抗酸化力はビタミンCの1200倍あります。

せ……1200倍！！！

さっきから驚いてばかりですねえ。要するに、色着きの食べ物にはそれだけ効果があるということなんですよ。

1200倍もあるんだから、何にでも効きそうですねえ。

β-カロテンは活性酸素を原因とするあらゆる病気の予防効果があり、白内障、加齢黄斑変性症、認知症、がん、感染症、骨・神経成長などに効果があります。

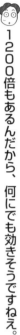

●β-カロテンの多い食品（1日30000μg必要）

ニンジン	1/5本
ほうれん草	3茎
カボチャ	1/10個
メロン	1/9個
みかん	3個

β-カロテンの抗酸化力

↓

ビタミンCの1200倍！

03

ビタミンAが「骨」を丈夫にする

ビタミンAは体内でつくり出せないから、〝食べて〟摂取する！

ビタミンAは動物性食品に多い

ビタミンAは、油に溶ける脂溶性のビタミンの一種ですが、体内でつくり出すことのできないビタミンです。**不足しないように食事からの摂取を心がける必要があります。**

一般にビタミンAと言えば動物性のビタミンAを指し、レバーに最も多く、タマゴ、牛乳、乳製品、魚などの動物性食品に含まれています。

体内で動物性のビタミンAが不足すると、β-カロテンが必要量だけビタミンAに変換され、不足した分だけ補われます。

妊婦のビタミンA不足は、胎児の奇形が起こります。ビタミンAは骨の形成にも関与し、乳幼児の骨の成長や高齢者の骨粗鬆症予防でも大切なビタミンです。

ビールをたくさん飲む人は痛風になりやすい！

ビタミンAが関係する病気に「痛風」があります。痛風は、プリン体が分解してできる「尿酸」が引き起こす病気です。

痛風は、足の親指の関節炎でとても激しい痛みです。大酒飲み、甘党、肥満の人がかかりやすい病気です。ねえ、太田さん♡

う……、どうも聞こえが悪くなって……

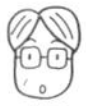
都合のいい人ですねえ。まあ、最近ではプリン体、糖質ナシというビールも各社から出ていますから、せめてこちら、とも言えるけど、実はプリン体の量よりアルコールそのものが尿酸値を高くします。ビール会社の宣伝にまどわされないことです。

まず、高尿酸血症を引き起こす原因として、プリン体の多い食品の摂り過ぎがあります。

プリン体は遺伝子のＤＮＡ、ＲＮＡの材料です。

レバー、白子などの食品には、プリン体が３００㎎／１００ｇと大量に含まれています。

イワシ、カツオ、エビなどの魚介類や乾物類も200mg／100gと豊富です。

ところで、ビールをたくさん飲む人は痛風になりやすいのですが、ビールのプリン体量は1缶20mg程度で、魚介類や乾物類に比べると10分の1以下です。では、なぜアルコールを飲むと尿酸値が高くなるのでしょうか。

アルコールは、食物中に含まれるプリン体を分解し、尿酸の生産がアップするからです。さらにアルコールによって生じる「乳酸」が「尿酸」の尿中排泄を抑えて、血中尿酸値が高くなるのです。

また、「果糖」や「ブドウ糖」の摂り過ぎでも尿酸値が高くなります。果糖は文字から分かるように果物に含まれている糖です。尿酸値が高くなる理由は、果糖は尿酸の合成を促進させ、ブドウ糖は尿酸が尿中に排泄されるのを抑えるからです。

また「砂糖・グラニュー糖」はブドウ糖と果糖が結合した糖なので、砂糖の摂り過ぎでも同様に尿酸値が高くなります。砂糖や果糖は、ジュース、コーラ、スポーツドリンク、お菓子類にたくさん含まれていますので気をつけて下さい。飲み物は水、お茶、紅茶、コーヒーにすることをお薦めします。

ビタミンAを肝油で摂って痛風を治す

体内のプリン体が発生しやすい体質の人は、厳しい食事療法を行なってもなかなか尿酸値が下がらないため治療薬が処方されます。薬以外に手立てはないのでしょうか。

尿酸は針状に結晶化することで炎症を起こします。尿酸値が高くても結晶さえつくらなければ痛風発作は起きません。ビタミンAは尿酸が結晶になるのを抑制するので、ビタミンAを積極的に摂取することで痛風発作を防ぐことができます。(＊5)

この効果は医学書にはほとんど記載されていませんので、医者でも知らない人が多いと思います。私は生化学関係の書籍でこの事実を知り痛風の治療に応用しています。

レバーはビタミンAが最も豊富な食品ですがプリン体の多い食品です。そこで、**痛風の治療目的で充分なビタミンAの摂取を必要とするときは肝油がお薦め**です。ビタミンAは油性なので肝油内に充分な量が含まれています。一般の薬局で販売している肝油ドロップは食べやすくて便利です。

私のクリニックで、激しい痛風発作を何度も繰り返す人がいました。そこで肝油ドロップを1日に2粒食べるように薦めたところ、わずか2週間ほどで発作を起こさなくなりました。その後、尿酸値は高めのままなのに、プリン体の多い好物の食品を食べても、旅行で歩き回っても発作が起きなくなりました。

ただし、ビタミンAは油に溶ける脂溶性で体内に貯蓄されやすいので、摂取量を守って下さい。過剰摂取は、頭痛、嘔吐、脱毛などがあり、妊娠12週までの過剰摂取では胎児奇形があります。

一方、植物性のβ-カロテンは必要になった分だけビタミンAに変換するので、過剰症の問題はありません。

ビタミンAの多い食品には、どんなものがあるか?

それでは、植物性のビタミンA(プロビタミンA)の多い食品を見てみましょう。

ビタミンＡの１日推奨摂取量は７００μgです。

単品で摂るとすると、ニンジンなら３/５本（１００g）、ほうれん草なら８茎（１５０g）、カボチャなら１/５個（２１０g）で摂れます。

ニンジンなら１日の必要量が１本で充分ですね。

●ビタミンＡの多い食品（１日に７００μg必要）

ニンジン	３/５本
ほうれん草	８茎
カボチャ	１/５個

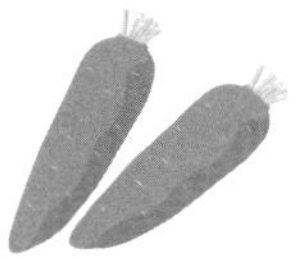

04

紅ザケは血流を改善させる

紅ザケの赤色は、天然色素のアスタキサンチンの色です

紅ザケは白身魚!?

これから説明する「アスタキサンチン」は、抗酸化力を持つ真っ赤な天然色素で、紅ザケ、イクラ、エビ、カニに含まれています(*6)。マグロ、カツオは、酸素を運ぶ赤血球のヘモグロビンが多いため、身が赤色なので「赤身魚」と呼ばれています。一方、タイやヒラメは赤血球のヘモグロビンが少なく、身が白色なので「白身魚」と呼ばれています。

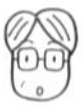

それでは、紅ザケは赤身魚か白身魚か分かりますか。

それは赤身でしょう！

実は、紅ザケは白身魚です。紅ザケの赤色は赤血球の赤色ではなくて、天然色素の「アスタキサンチン」の赤色なのです。

紫外線によって発生する活性酸素は、皮膚細胞に強い障害を与えますが、アスタキサンチンが酸化から守り肌の老化を防ぎます。(＊7) 赤血球膜の酸化を防いで血流を改善させ、目の疲れ、肩こり、頭痛、全身疲労の回復、活力増強効果があります。(＊8、9、10、11、12)

血流が良くなるから「紅ザケ」で疲労回復効果が！

紅ザケの真っ赤な色素であるアスタキサンチンの抗酸化力は、ビタミンCの6000倍、ビタミンEの1000倍と最強です。(＊13、14)

ろ……6000倍！　想像できないですねえ。とにかくスゴいんだ

血流改善、視力回復、疲労回復、美肌効果など、アンチエイジング効果があることは先ほどお話ししました。

驚くべきことに、紅ザケの栄養効果はこれだけでは終わりません。

「アスタキサンチン」の多い食品は？

アスタキサンチンの1日当たりの推奨摂取量は6㎎で、理想摂取量は12㎎です。紅ザケが最も豊富で、1切れ（100g）で1日必要量の6㎎が摂取できます。桜エビ、甘エビ、イクラにも多く含まれていますが、桜エビなら小皿4杯（85g）、甘エビ寿司なら15握り（150g）、イクラ寿司なら20握り（200g）とそれなりの量が必要です。

●アスタキサンチンの多い食品（1日に6㎎必要）

紅ザケ	1切れ
桜エビ	小皿4杯
甘エビ	15握り
イクラ	20握り

紅ザケを食べると「骨粗鬆症」にならない

紅ザケには、ビタミン、ミネラル、オメガ3、たんぱく質が豊富です。そこで、紅ザケ（焼き）を1切れ100g食べるだけで、それぞれの栄養素の1日に必要な摂取量がどれだけ摂れるかを見てみましょう。

最も多く含まれている栄養素は、骨や歯を丈夫にする「ビタミンD」で、100g中に38μg（マイクログラム）もあります。紅ザケ1切れ100gを食べると1日必要量5・5μgの7倍。つまり、**1週間に紅ザケを1切れ食べるだけで、ビタミンDの1週間分が確保できる**のです。

ビタミンDは、紫外線を浴びることで体内でもある程度つくり出せるビタミンですが、日光不足で不足しやすいビタミンです。骨粗鬆症にならないように、魚類から積極的に摂取する必要があります。

胃炎、下痢、神経痛にも効く

次に多いのが「ビタミンB12」で、1日の推奨摂取量の1・5倍含まれているので、1切れで1日の必要量が摂取できます。神経痛、胃炎、下痢、貧血を改善します。

ビタミンB3の「ナイアシン」は、1日の推奨摂取量の半分が摂取できます。

ナイアシンは、三大栄養素である糖質、脂質、たんぱく質のすべての代謝に関わる必要不可欠なビタミンです。脳神経の代謝に作用し、**うつ病、不安神経症、統合失調症などの精神症状を改善**します。皮膚粘膜を健康に保ち、口内炎、皮膚炎、食欲不振、下痢を改善します。

「オメガ3」の油は魚類に多く含まれています。紅ザケでは1日の推奨摂取量の半分が摂取できます。オメガ3のEPAは、血液をサラサラにし、脂質異常症、高血圧、心筋梗塞、脳梗塞を予防します。DHA神経細胞や脳を活性化し記憶力や学習能力を向上させます。

「たんぱく質」は1日の推奨摂取量の半分が摂取できます。たんぱく質は多数のアミノ酸が結合して構成され、体内で筋肉や内臓の構成成分、酵素やホルモンの材料、神経伝達物質の成分などになります。

紅ザケは、1切れ食べるだけでバランスのとれた栄養が得られ、疲労回復効果を実感できる理想的な食材なのです。

焼き鮭やムニエル調理ならEPAやDHAをしっかり摂れる

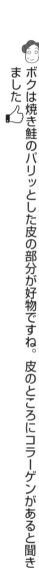

ボクは焼き鮭のパリッとした皮の部分が好物ですね。皮のところにコラーゲンがあると聞きました

皮下脂肪層にはコラーゲンだけでなく、オメガ3のEPA、DHAやビタミンが身の部分よりも豊富です。クマは激流で鮭を食べるとき、皮だけ食べて身は捨てているくらいですよ。皮は美味しくて栄養豊富な部分です。

EPA、DHAは200℃を超えると分解して量が半減します。フライ料理（200℃）では45%まで激減しますが、焼き鮭では75%が残ります。ムニエルなら95%残せます。栄養学的にはムニエル料理がお薦めです。超簡単料理の焼き鮭も良いです。

①焼き鮭

塩鮭を焼くだけ。仕事で疲れて料理をつくる元気もない日の超簡単レシピ。手間ひまなしで、鮭の疲労回復効果をいただきましょう。

②鮭のムニエル・カボチャ添え

塩こしょう後に小麦粉をまぶす。フライパンで、カボチャ薄切りと一緒にバターで焼く。バター醤油をかけて出来上がり。カボチャのビタミンACEも加わり風邪知らず。

第5章

Chapter5

「紫・黒色」の食品は老化を防ぎ、疲労が回復する

血管を元気にし、血液サラサラ！
動脈硬化も防止する。
さらに肥満やメタボにも効く。

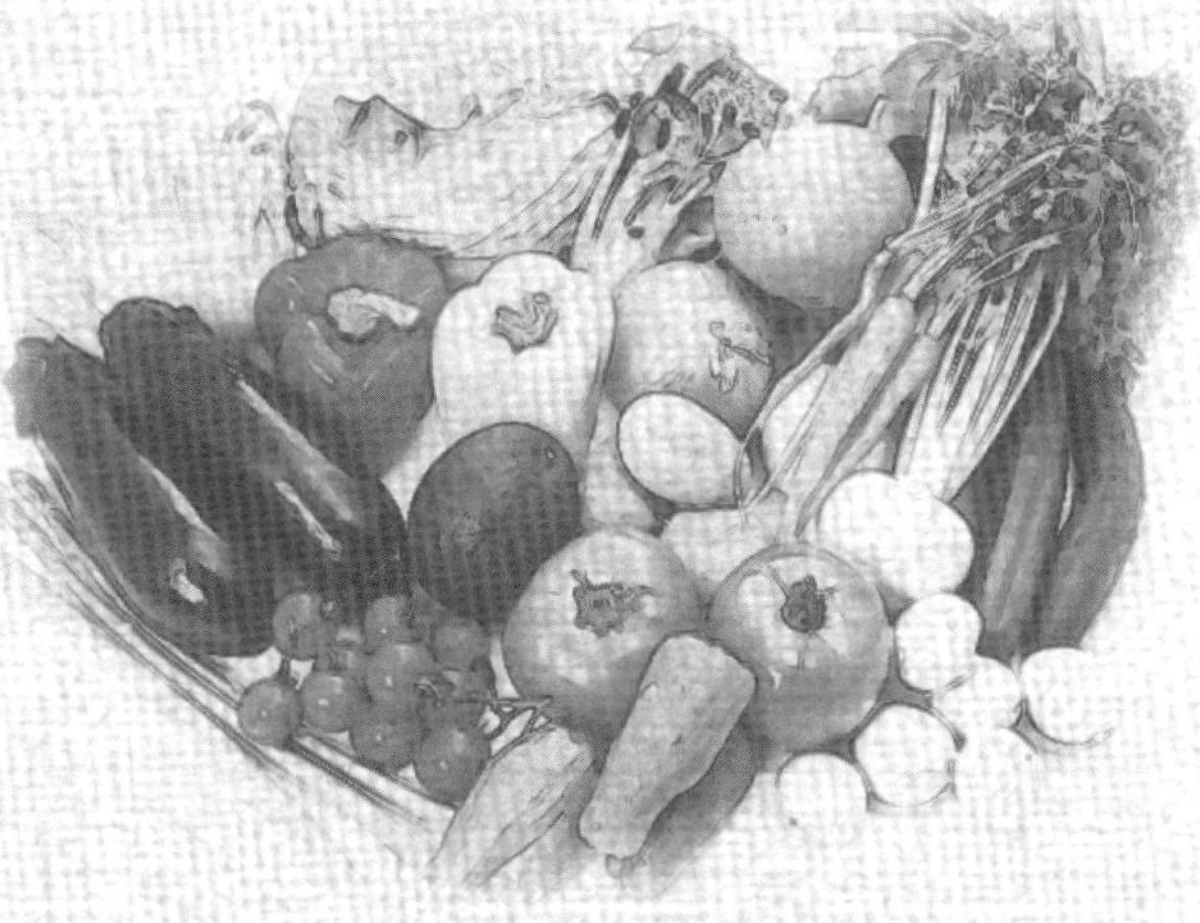

01

紫色素の「アントシアニン」の、おそるべき効果

果物は皮ごと食べるのがベスト。皮に栄養が集中しているケースが多い

皮ごと食べるときは農薬などをよく落として食べよう

ここまでいろいろな色の食品と食事法を見てきましたが、今回が最後。「黒・紫」です。ブルーベリー、ブドウなどの紫色の果物や、紫イモ、紫キャベツ、ナスなどの紫色の野菜には、抗酸化作用が強いポリフェノールの紫色素「アントシアニン」がたくさん含まれています。

色の濃い皮に多く含まれているので、皮付きで食べるのが理想的です。

ブドウも最近は皮が薄くて、皮ごと食べられるものが多くなってきましたね。

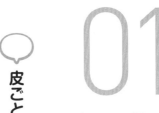

焼き芋も、皮のほうがおいしいでしょ。

そう、あの焦げたあたりが……♡

ただし、よく洗って食べること。土や農薬などをしっかり落としてから食べて下さい。

肥満、糖尿病、心臓病、老化の予防になる

紫色素のアントシアニンは内臓脂肪の蓄積を抑え、肝臓の脂肪代謝酵素を活性化して、肥満、糖尿病、メタボを予防します。[*1,2]

マウスの実験で、ブルーベリーのアントシアニンを餌の中に加えたところ、60%が脂肪の高脂肪食でも体脂肪蓄積がしっかり抑制されたと報告されています。[*1]

ということは、肥満やメタボにもいい……。

そうです。頑張って食べましょう✌

さらに、血液中の血小板が固まるのを防ぎ、血液の流れを良くし、心血管機能、腎機能、

冷え性、免疫力を改善します。(＊3、4)

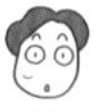
おお、血液サラサラ、というわけですね

そう。言うことないでしょ。

また、抗酸化作用が強力なので、美肌効果、老化予防、感染予防効果があります。

紫キャベツは「アントシアニン」と「キャベジン」が含まれる

紫キャベツは、栄養成分がたくさん含まれ、とくにアントシアニンとキャベジンが豊富に含まれています。

アントシアニンとβ-カロテン（通常のキャベツの2倍量）が疲れ目や生活習慣病に効果があります。さらにキャベジンが、胃炎や胃潰瘍の改善、脂肪肝の改善効果で、食べ過ぎや飲み過ぎに有効です。

ビタミンCが肌を守り、ビタミンKには血液サラサラ効果と骨を守る効果があります。

食物繊維が豊富なので腸内環境を整えます。

紫色の食品はわずか1個だけで健康効果がある

アントシアニンとビタミンCは熱に弱く水溶性なので、水洗いは千切り前にし、生で食べると効果的です。鮮やかな紫色でサラダなどの料理では目を楽しませてくれます。千切りにした上にミニトマトやブルーベリーなどを乗せて、好みのドレッシングをかけるだけのシンプル調理が栄養学的にお薦めです。

アントシアニンの健康効果を求めるには1日に60㎎が必要ですが、実際に摂取している1日の平均量はわずか12㎎程度です。これでは足りません。

1日の目標摂取量60ｇをそれぞれの食品に換算すると、紫イモ12分の1本（16ｇ）、紫キャベツ5分の2枚（18ｇ）、ブルーベリー15粒（15ｇ）、ブドウ3分の1房（50ｇ）、ナス5分の3本（70ｇ）です。**どの紫色食品でも1個とれば充分**なわけです。

日々の食べ物で紫色は意外と忘れがちです。1日に1個の紫色食品を食べましょう。

●アントシアニンの多い食品（1日に60mg必要）

紫イモ	$\frac{1}{12}$本
紫キャベツ	$\frac{2}{5}$枚
ブルーベリー	15粒
ブドウ	$\frac{1}{3}$房
ナス	$\frac{3}{5}$本

食品内のアントシアニンの量は、品種や収穫時期によって大きく異なり、日本の正確なデータはないので、米国のデータを示します。数値は、食品100g中に含まれるアントシアニンの量です。

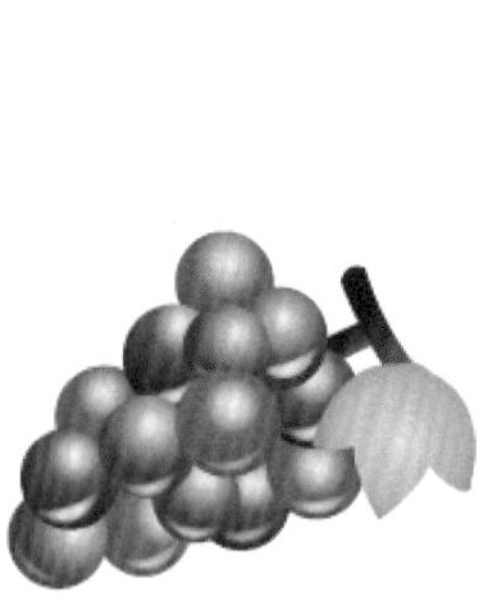

Dr. アントシアニンの多い食物

アントシアニンの量は、品種や収穫時期で大きく異なる。
(食品100g中に含まれるアントシアニンの量)

ブルーベリー（野生種）	486.5mg
カシス（黒）	476.0mg
ブルーベリー（栽培種）	386.6mg
紫キャベツ	322.0mg
さくらんぼ	122.0mg
ブドウ（コンコード）	120.1mg
ナス	85.7mg
赤たまねぎ	48.5mg
ブドウ（レッドグレープ）	26.7mg
黒豆	44.5mg
イチゴ	21.2mg

(J. Agric. Food. Chem.2006, 54, 4069-4075.) (*5)

02

ブルーベリーは、本当に「目」にいいのか？

疲れ目には効くが、視力回復効果はそれほどでもない……

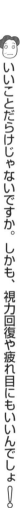

疲れ目にはブルーベリーが効くが……

ブルーベリーは、紫の天然色素のアントシアニンが豊富で抗酸化作用はトップクラスです。野生種のブルーベリーを改良しているので、害虫がほとんどつきません。**無農薬で栽培できるため、果皮ごと食べても大丈夫**なのです。

さらに、食物繊維、ビタミンA・C・Eや、亜鉛・マンガンなどのミネラルも豊富です。

いいことだらけじゃないですか。しかも、視力回復や疲れ目にもいいんでしょ！

たしかにブルーベリーと言えば視力改善効果が有名です。しかし実は、ブルーベリーの視力改善効果は眼科医師の間では否定的です。

アントシアニンの豊富なビルベリーの研究で、目の網膜でのビタミンAの再利用を助けて暗闇でも目がよく見える効果が報告され、アントシアニンの視力改善効果に対する科学的な根拠となっています。[＊6]

その後、ブルーベリーでのヒトの研究がされ、目のピントを調節する毛様体筋の緊張をやわらげる作用で疲れ目には効果が期待されましたが、視力改善効果は否定的でした。

つまり、「疲れ目には効くけれど劇的な視力回復はない」ということです。[＊7、8]

そんな身も蓋もない

でも考え方ですよ。どんな食品でも、嘘みたいに効くものは少ないです。しかし継続すればブルーベリーも、疲れ目には効き、視力回復にもそれなりに効果があるということです。

ブルーベリーが目にいいというサプリは、疑ってもかまいません。しかし、サプリの宣伝ほどではなくても、目にいいことは事実なのです。

記憶力アップの効果あり!

アントシアニンには先ほど言ったように、肥満、動脈硬化、糖尿病、心血管、肌荒れ、感染、老化予防などのさまざまな効果が報告されています。

さらに、**ブルーベリーは記憶に関わる海馬の脳神経栄養因子に作用して、記憶力を良くする作用があります**(＊9)。

デスクワークの合間にドライフルーツでもつまんで、脳と疲れ目のリフレッシュです。

ブルーベリーの収穫時期は6月から9月ですので、この時期にはぜひ生のブルーベリーを皮ごと食べましょう。私は、この時期は毎朝のヨーグルトに生の果実を乗せて食べています。季節外では、ジャムやドライフルーツを乗せています。

ミキサーにブルーベリーとバナナを入れるだけの生ジュースや、スムージーも簡単なのでお薦めです。どうしても食欲が湧かなくて朝食を摂れなくても、ヨーグルト＋ブルーベリー、あるいはブドウ2、3個なら大丈夫でしょう。

ただし何度も言うようですが、果物には「果糖」が含まれていますので食べ過ぎに注意！

果物（フルーツ）は良いが、果糖（コーンシロップ）は悪玉

砂糖（ショ糖）は、ブドウ糖と果糖に分解されます。フルーツにはこのブドウ糖、果糖、ショ糖がたくさん含まれています。血糖値はブドウ糖の値を測定しているので、砂糖の入った食品やフルーツを食べると血糖値は上昇します。

これまで、果糖は甘味料として健康的だと言われてきました。

ところが、清涼飲料水に含まれるコーンシロップなどで果糖が大量に体内に入ると、果糖はブドウ糖に変換されます。さらにインスリンの効果を弱くするので糖尿病、高中性脂肪血症、肥満を引き起こします。米国では果糖は規制されています。

フルーツは、糖質だけでなくビタミンC、カリウムなどが豊富です。とくに水溶性食物繊維が糖質の吸収を遅らせて急激な血糖値の上昇を抑えてくれます。ただし食べ過ぎは高中性脂肪血症、糖尿病を起こすので、みかんなら2個程度にしましょう。

フルーツジュースも飲み過ぎてはいけません。

03

黒系、赤系の葡萄（ブドウ）がお薦めです

ブドウは黒や赤のものが健康には、よりいい！

エネルギー補給、疲労回復、下痢改善の効果がある

ブドウを果皮の色で分けると、赤・黒・緑の3つに大別されます。ポリフェノールの豊富な黒系・赤系ブドウが健康的です。

ブドウの主成分はブドウ糖と果糖です。**ブドウ糖は脳のエネルギー源として役立ち、果肉に含まれているアミノ酸は脳の働きをサポートします。**ビタミン、ミネラル類を幅広く含んでいるので、仕事疲れ、夏ばて、産前産後の女性の栄養補給に役立ちます。カリウムが含まれており、高血圧改善にも役立ちます。

黒系ブドウの果皮に多い、紫色素成分のアントシアニンの抗酸化作用で生活習慣病予防

効果があります。また、しぶみ成分のカテキンは腸管粘膜を引き締め、炎症を抑えて下痢の改善効果があります。

ただし、糖質が多く100gあたりのカロリーは59kcalと果物類の中でやや高めですので、食べ過ぎには注意が必要です。

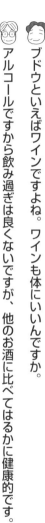

ブドウといえばワインですよね。ワインも体にいいんですか。

アルコールですから飲み過ぎは良くないですが、他のお酒に比べてはるかに健康的です。

なんでもフランスでは水代わりだとか……

「水代わり」は大げさですが、フランスでは少々のワインだと飲酒運転にはなりません。フランス人は、バター、チーズ、肉料理などの動物性脂肪をたくさん食べ、ワインを多飲しているのに動脈硬化の患者が少なく、心臓病の死亡率も低いという矛盾がありました。これを「フレンチ・パラドックス」と言います。

ほえ〜

1992年にフランスのセルジュ・ルノー博士が、[*10]フランス人の心臓病死亡率が低いのは、赤ワインを飲んでいるからだと発表しました。この発表により、世界中で赤ワインブームが起こりました。その後、**赤ワインのレスベラトロールやタンニン（カテキン）が、心疾患を予防している**と報告されました。(＊11)

これで、食品に含まれる抗酸化物質への関心が高まりました。赤ワインは心臓病などのリスクを下げますが、飲み過ぎは脂肪肝の原因になります。**適量は日にグラス2〜3杯**なので、飲み過ぎに注意して下さい。ワインのアルコール度数は意外と高いのです。

また赤ワインで注目されるようになった「レスベラトロール」は、赤ブドウやサンタベリーなどに含まれるポリフェノールで、強い抗酸化力があります。コレステロールを減少させ、動脈硬化、心筋梗塞のリスクを下げます。(＊12)

美肌効果もあり、ニキビの発症と悪化に関わるアクネ菌に対して抗菌作用を発揮してニキビの改善効果があります。(＊13、14)

レーズンは妊婦、子どもにお薦めのおやつ

レーズンはブドウを乾燥させ水分を抜いたものですから、栄養や成分が凝縮して生のブドウよりも栄養価が高くなっています。カリウムはバナナの2倍なので、高血圧予防やむ

くみを解消します。血圧の高い人のおつまみに最適です。鉄はプルーンの2倍、ほうれん草と同量なので、鉄欠乏性貧血に有効です。

レーズンは妊婦さんや子供にお薦めのおやつです。妊娠や授乳中は多くの栄養やエネルギーが必要です。また、甘いものが食べたくなるときですから、体に良くないお菓子の代わりに健康的なレーズンを食べるのがいいでしょう。

ブドウの選び方・食べ合わせを見てみましょう。

ポリフェノールは皮や種に多く含まれているので、皮ごと食べましょう。黒系と赤系ブドウは成分の特徴があるので、選び方にポイントがあります。

肥満・メタボ・糖尿病が気になる人は、アントシアニンの多い「黒系」ブドウ（巨峰、ピオーネ）を選びましょう。ただし、食べ過ぎは逆効果です。

シミ、シワ、肌荒れ、ニキビが気になる人は、レスベラトロールの多い「赤系」ブドウ（デラウェア）を選びましょう。

04

ナスの効果と上手な食べ方

ナスはアク抜きせずに皮付きで食べると、β-カロテンが吸収される

ナスにはダイエットや認知症予防効果あり！

ナスは、焼く、煮る、揚げる、蒸す、漬けるなどさまざまな調理法で、美味しく食べられます。油とも相性がいいので料理しやすい食材です。

ナスの皮のアントシアニンは、美肌効果、老化予防の効果があります。また、低カロリーなのでダイエットに役立ちます。

ナスの食物繊維は100gあたり2・2gと野菜類の中で見ればさほど多くはありません。しかしナス自体に水分量が多いので、とくに便がカチカチになってしまうタイプの方は、食事に取り入れることで水分補給も兼ねた便秘予防としても役立ってくれるでしょう。

野菜やナッツ類などをたくさん食べると便秘が悪化するような人にも適しています。

もうひとつ大事なこと。

お……！

太田さんは「美肌効果」にはあまり興味ないでしょうが、「老化予防」は興味があるでしょ。

もちろんです

ナスに含まれるコリンは神経伝達物質のアセチルコリンになり、認知症を予防します。欧米では脳機能食品「brain food」にナスが挙げられています。単に体の老化だけではなく、「認知の衰え」つまり、ボケ防止になるわけです。

ナスを効果的に食べるには、皮付きがベター

ナスを切ると、空気に触れて酸化して変色します。酸化と同時に抗酸化作用力も失われます。

またアントシアニンやカリウムは水に溶けやすいので、ナスは切ったらアク抜きをしないのがポイント。さっと、水洗いするだけで皮付きのまま加熱調理してアントシアニンを摂取しましょう。また、β-カロテンは油調理をすることで吸収率がアップします。

バーベキューで、ナスを丸ごと焼いて食べている知り合いもいますよ。

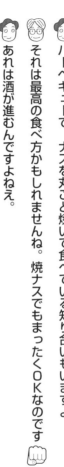

それは最高の食べ方かもしれませんね。焼ナスでもまったくOKなのです

あれは酒が進むんですよねえ。

それはNG ✕

余談ですが、ナスに関わる有名な言葉として「秋ナスは嫁に食わすな」を思い浮かべる方もいらっしゃるのではないでしょうか。

あります、あります！　美味しいから嫁には食べさせないという嫁いびりの言葉みたいに聞こえますねえ。

実は、そうとも言いきれないんですよ。

ナスを食べると体が冷えるのを心配する言葉、という説もあります。お嫁さんを大事にしているわけです。まあ、美味しいから食べさせたくない説、嫁の体が冷えて子供ができないと困る説、どちらも納得できる話ではあります。

というところで、ナスのレシピをご紹介しておきましょう。

どれも簡単な料理です。

①ナスとピーマンの味噌炒め

ナスのβ-カロテン、味噌の大豆タンパク質は、疲労回復を助けます。また、ナスのカリウムと、みその大豆レシチンは高血圧予防効果があります。

②ナスと豚肉のニンニク味噌炒め

ナスの老化予防の効果、豚肉とニンニクと味噌の疲労回復効果があります。

05

ゴマの「セサミン」は老化を防ぐ効果がある

ゴマを食べて100歳まで元気で生きよう！

セサミンは老化、二日酔いの予防効果がある

黒色の食品では「ゴマ」に、抗酸化作用と二日酔い予防効果があります。

ゴマの成分であるセサミンはサプリメントの宣伝でよく耳にしますね。そのほかにも、たんぱく質、脂質、カルシウム、リン、鉄、ビタミンA・B・D・E、亜鉛、食物繊維などがバランスよく含まれています。

ゴマはいろんなものに振りかけて食べられますね

そんなに大量じゃなくていいんです。ぱらっとかけるだけで充分。

ゴマ和え(あ)という方法も……。

それは非常にいいですね。
ざっと簡単なレシピを紹介しておきましょう。

①ゴボウとニンジンのきんぴら

ゴボウの食物繊維で便秘と肥満予防、ニンジンのβ-カロテンで老化予防、そこにゴマのセサミンが加わり二日酔い予防効果。お酒のおつまみには最高です。

②しらす干しのゴマ和え

しらす干しをゴマで和えて、ゴマ油をちょっと垂らすだけ。ゴマのカルシウムとしらす干しのビタミンDで骨粗鬆症の予防効果バツグンの簡単レシピです。
ゴマのセサミンは「老化」の予防効果があります。

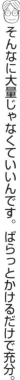

それはよく聞きますね。サプリもいろいろあるみたい♡

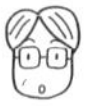

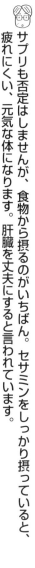

サプリも否定はしませんが、食物から摂るのがいちばん。セサミンをしっかり摂っていると、疲れにくい、元気な体になります。肝臓を丈夫にすると言われています。

老化の原因である活性酸素は、主に肝臓で発生しています。ゴマのセサミンは肝臓までしっかりと届き、強力な抗酸化作用で活性酸素を処理してくれるので若返ります。また、「二日酔い」を予防します。

セサミンは、肝臓のアルコール分解能力を高め、さらに二日酔いの原因であるアセトアルデヒドを分解してくれます。

二日酔いにならないように飲み過ぎは控えるのがベストですが、お付き合いなどでついお酒を飲み過ぎちゃうことは、あり得ますよね。そうでなくても、お酒に弱い人は、アルコールを分解してくれるセサミンが必須です。

お酒のおつまみには、ゴマがかかっているものを選ぶようにすると、翌朝も楽に起きられそうですね。

ゴマを食べてお酒をおいしく飲めて、二日酔い予防も期待できます。

さらに**セサミンは「悪玉コレステロール」を抑制します。**脂肪合成を抑え[*15]、エネルギー代謝の促進作用があるので、**ダイエット効果**もあります。手軽に使える食品ですから、いろいろと工夫してみて下さい。（➡プロローグ P68）

ゴマの種類と特徴は？

ゴマは、皮の色によって、白ゴマ、黒ゴマ、金ゴマに大別できます。白ゴマは多少脂肪が多く、黒ゴマは黒い皮の中にアントシアニンを含んでいます。**肥満や老化予防に力を入れたい方は、とくに黒ゴマがお薦め**です。

白ゴマは、味も香りも控えめで、和食をはじめ何にでも合います。黒ゴマは、香りが強く、コクもあるので、野菜のゴマ和えやプリンなどスイーツに最適です。金ゴマは、芳醇な香りと味わいなので、和食にも肉団子などの中華料理にも合います。

06

チョコレートは動脈硬化や高血圧に効く

カカオのポリフェノールが健康な体をつくる

チョコレートは、傷にも効く!?

チョコレートやココアの原料「カカオ豆」に含まれる「カカオポリフェノール」には、美肌効果、動脈硬化、高血圧、老化、感染の予防、傷を治す効果があります。ほかに、たんぱく質、脂質、糖質、食物繊維、ミネラル類などの成分があります。

カカオポリフェノールには、抗酸化作用で活性酸素を抑えてシミやシワが改善して美肌効果があるので、女性にはうれしい話です。

また、悪玉コレステロールの酸化を防いで動脈硬化を予防し、血管を広げて血圧を下げる効果があります。さらに、インフルエンザやピロリ菌などの感染予防の効果もあります。

いやあ、これもいいことずくめですが、食べ過ぎはカロリー過多になるのでは？

カカオは、たしかにカロリーは高い。それを主な原料とするチョコレートも同様です。どんなに体にいい食品でも、限度はあるのです。

大学病院の救命救急センターで、チョコレートを食べた患者さんの大けがが速やかに回復したことから、カカオが研究者に注目されるようになりました。

チョコレートで傷が回復する理由は、皮膚の再生に必要な微量元素の亜鉛が多く含まれていること、そしてカカオポリフェノールに、炎症抑制の働きがあることです。さらに感染予防効果もあるので傷を速やかに回復させてくれます。(＊16)

擦り傷やちょっとした切り傷にも効きますか？

もちろんです。ただし基本的な傷の処置をした後で、傷の回復を助けるためにです。擦り傷は、まず流水でヨゴレを洗い流すのが基本。洗浄後、出血部位にハンカチなどを当てて、傷そのものを5分間ほど圧迫すると血は止まります。圧迫止血の応急処置をしたあとは、病院でちゃんと傷の治療をしてもらいましょう。

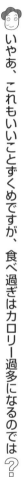

ただしチョコレートは1日に板チョコなら半分。最高1枚まで！

健康効果を得るためのカカオポリフェノール摂取量は、1日に200〜500㎎なので、板チョコなら半分がお薦めです。まあ、**ひとかけらぐらいがちょうどいい**でしょうね。どんなに好きでも、最大1枚までにとどめておきましょう。

それにカカオ豆の少ない、糖分だけみたいな粗悪なチョコレートもあります。包装紙にカカオ豆含有量が書かれていますので、チェックしてから買うこと。

なおカカオポリフェノールは水に溶けやすく、体内に入って約30分で効果を発揮しますが、効果持続は3時間ほどですので、数回に分けて食べましょう。

板チョコ1枚のカフェイン量は、コーヒー1杯の10分1の程度ですが、**子どもはカフェインの影響が出やすいので注意すること。**妊娠中のカフェイン摂取は、胎児の発育を阻害します。妊娠中の人も、食べ過ぎには気をつけましょう。

「ココア」で記憶力をアップさせよう

ココアとチョコレートは同じカカオ豆からつくられるので、チョコレートで述べたカカオポリフェノールの効果は、ココアでも期待できます。

さらに**カカオに含まれるテオブロミンには、記憶力、集中力、認知能力が上がり、リラックス、自律神経調整効果もあります。**(＊17) ココアは子供だけでなく、学生、デスクワーカー、私たち高齢者の飲み物として見直すべき健康飲料です。

①ココアにブルーベリー

ココアによる記憶力、集中力。ブルーベリーの記憶力アップ。２つの食品のダブル効果で、デスクワークはスピードアップ。

②チョコレートにはレーズンかアーモンド

チョコレートを食べたいが、ニキビが気になる人。アクネ菌を抑えてニキビの改善効果のあるレーズンを一緒に食べましょう。美肌効果のあるアーモンドもお薦め。アーモンドチョコなら一石二鳥。

これも食べ過ぎは要注意です。チョコレートには大量の「糖分」も含まれていますから、あっという間にメタボです。

Epilogue エピローグ

適度な運動と良質な睡眠で、色着き食事の効果アップ！

いくら「色の着いた食品」を食べても、
運動不足では
エンジンの空ぶかしのようなもの。

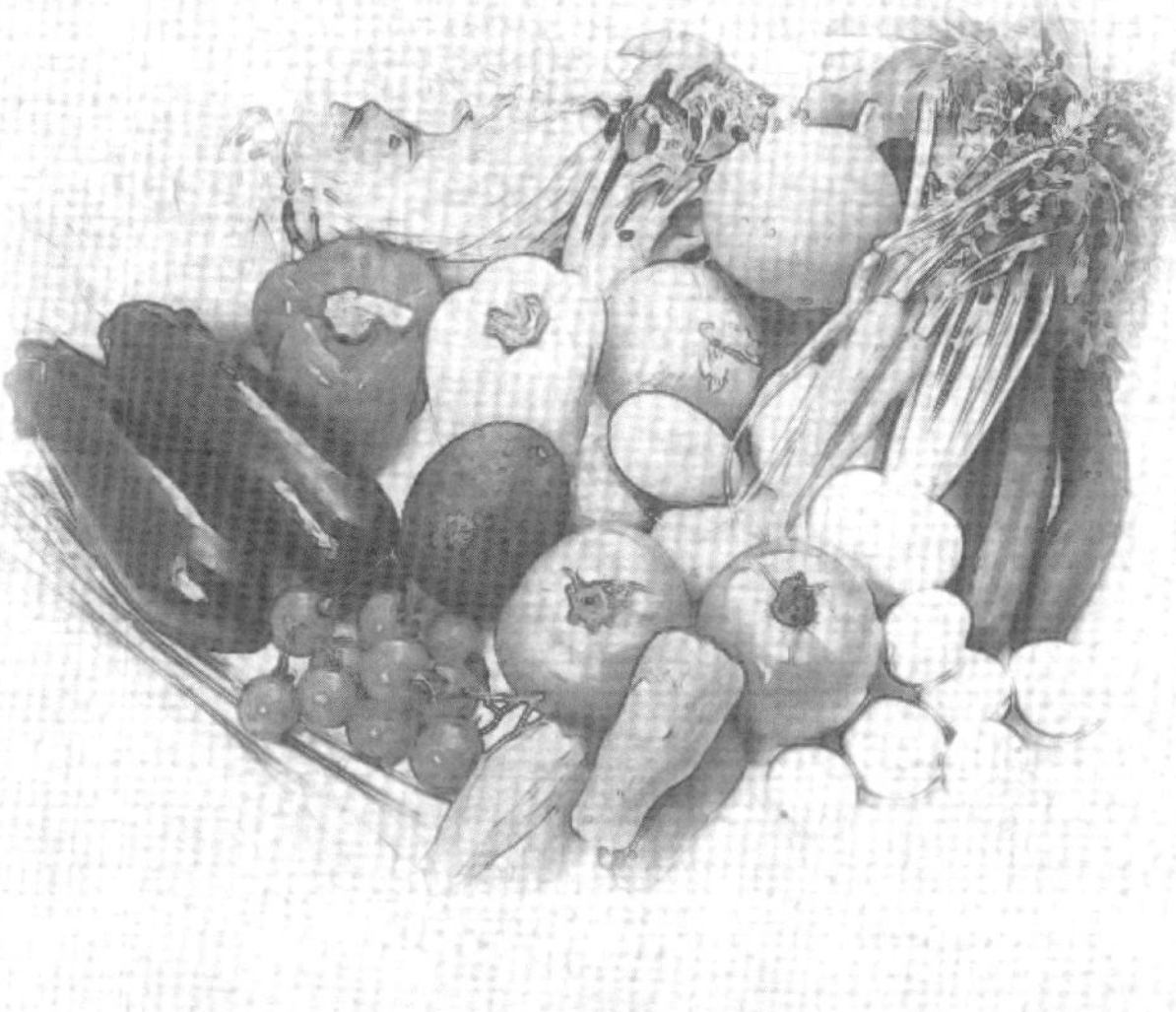

01

50歳を過ぎたら運動しよう

有酸素運動はウォーキングかスロージョギングで簡単にできる

筋力の低下が慢性炎症を引き起こしている

いくら健康的な食事をしていても適度な運動と良質な睡眠で体を維持していなければ、故障だらけの自動車にハイオクガソリンを給油しているようなものです。そこで、最後に運動と睡眠のコツをお話ししておきます。

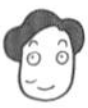
色の着いている食事を食べるだけで元気！　は虫がよすぎますねえ♡

極端な話、きちんと色の着いた食事を食べても、いっさい散歩も運動もしなければ、逆に2週間ほどで半ば寝たきりになりますよ。筋肉は怠け者なんです。

センセのように毎日水泳は重いなぁ……。

デスクワークだと筋力も落ちがちになります。ときどき椅子から立ち上がって体操するだけで、まったく違うんです

加齢にともなう**加齢性筋肉減少症（サルコペニア）は「慢性炎症」を引き起こし、さまざまな病気の原因になります。**筋力低下にともない筋肉内のエネルギー発生装置が機能低下を起こして活性酸素を排出して炎症反応を起こすからです。

対策は、筋力低下にならないようにウォーキングやスクワットを生活習慣に取り入れることです。

有酸素運動と無酸素運動

運動には大きく有酸素運動と無酸素運動があります。「有酸素運動」は、比較的弱い力が継続的に筋肉に負担のかかる運動で、ウォーキング、ジョギング、水泳などがあります。酸素を使って糖質と脂肪を燃焼させてエネルギーを生み出すので、ダイエット、メタボ、生活習慣病、老化予防に効果があります。

一方「無酸素運動」は、瞬発的に強い力が筋肉に負担のかかる運動で、スクワット、ダッシュ、筋トレなどがあります。酸素を使わず、素早くエネルギー変換できる糖質が使われます。筋肉がつくと基礎代謝が上がるので生活習慣病、老化予防に効果があります。

インターバル速歩のやり方

「インターバル速歩」は、**本人がややきついと感じる速歩3分と、ゆっくり歩き3分を交互に繰り返すウォーキング**です。5カ月後には筋力が最大2割も向上します。信州大学特任教授の能勢博先生が提唱したウォーキング法です(*1)。

研究では、普通の歩き方での「1日1万歩」5カ月後では、筋力の向上はしないのに、「インターバル速歩」5カ月後では17%の筋力向上が見られ、さらに、血圧を10㎜Hg下げる効果がありました(*2)。

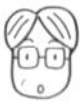

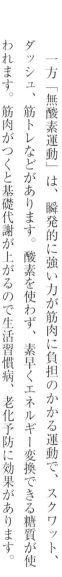

1日1万歩でほとんど筋力アップの効果がないのは、ゆっくり歩くだけでは筋肉への負荷が少ないため筋力がアップしないからです。筋力を上げるには、速歩、坂道、階段などの筋肉負荷が15分間必要です。

散歩もダメですか？

大いにやっていいですよ。引きこもりでは体力はどんどん落ちます。何もしないで外出もしないより、散歩はずっとマシです☆

しかし、アスファルトの道をゆっくり歩くだけでは、「筋力アップ」という点では、あまり意味がありません。最近は土の道も減りましたが、多少のアップダウンのある土の道を歩くと、筋力はつきます。またエスカレーターではなく、なるべく階段です。

無理をしてはいけませんが、筋力がついてきたら、低い山登りでもＯＫです。

ただし転ばないように注意しましょう。

まず背筋を伸ばした姿勢で視線は遠くを。歩幅は「出来るだけ大股」になるように、「かかとで着地」します。腕は直角に曲げ大きく振ります。「３分間の速歩」はややきついと感じ、息が弾み動悸がする程度の速度です。速歩の後は「３分間のゆっくり歩き」で息切れ、動悸を落ち着かせます。落ち着いたら再び速歩を開始します。

この速歩3分とゆっくり3分のセットを、1日5セットして速歩の合計が1日15分間、週に4日で速歩合計1時間を目標とします。

体力のない人は1日1~2セットから開始して下さい。

通勤や買い物などを利用して日課に取り入れるとよいでしょう。週に4日できなくても、休日などを利用して週に速歩合計1時間すれば効果は同じです。

スロージョギングのやり方

「スロージョギング」は、隣りの人と会話できるくらいのペースでゆっくり走る運動で、福岡大学スポーツ科学部教授の田中宏暁先生が提唱しました(＊3)。

背筋を伸ばして、目線を遠くにするところまでは速歩と同じです。大きな違いは歩幅と着地の工夫です。

スロージョギングでは、負荷を少なくするために歩幅は短く「20~30㎝」にします。着地は足指の付け根で着地する「フォアフット着地」にして下さい。速歩と違い、ジョギングはいったん空中に跳ぶので、かかとで着地するとフォアフット着地の3倍の衝撃があり踵（かかと）や膝を痛めます。

２０１１年のベルリンマラソンで世界記録を出したケニアのパトリック・マカウ選手はフォアフット着地でした。

ジョギングは、同じ距離を早く走ってもゆっくり走っても消費量は変わりません（１km走るのに体重１kgにつき１kcalを消費）。**疲労物質の乳酸が出ない程度でゆっくり走ればほとんど疲れません。それでいて、歩くときよりおよそ2倍のエネルギーを消費できます。**

１日１kmから始めて５kmを目標にしましょう。

02

ゆっくりスクワット&ラジオ体操

筋トレは「ゆっくりスクワット」だけでいい

「ゆっくりスクワット」のやり方

筋トレで手軽にできるのは「ゆっくりスクワット」です。速くやるよりも、ゆっくりやると膝関節を痛めずに筋肉に負荷がかかり、効果的に筋肉が増えます(＊4)。

両足は肩幅に、両手は前に伸ばし、1・2・3・4・5と数えながら息を吐き出し5秒かけて、ゆっくりと膝が直角になるまで曲げます。

お尻を後ろに引くことで膝を直角に保ち、2秒ほど静止する間に息を深く吸います。再び、5つ数えながら立ち上がります。この動作を5回繰り返すだけです。声を出して5つカウントすることで、腹式呼吸法の効果があります。

5回ずつを1日に3セットで充分です。

このゆっくりスクワットをすると脂肪燃焼のスイッチが入るので、散歩前にスクワットをすると、わずか10分の散歩で20分散歩した効果が得られます。ですから、買い物、出勤、散歩前にスクワットをするだけで、ダイエット効果が倍増します。散歩後に牛乳を飲めばさらに筋力増強効果も大です。また、腹式呼吸もするので、副交感神経が刺激されて自律神経が安定して血流が良くなり、冷え症、便通も良くなります。

スクワットは、全身の筋肉を鍛えます。とくに、歩く動作に大切な太もも前の大腿四頭筋が鍛えられるのでつまずき転倒・骨折をしなくなり、寝たきりにならないですみます。

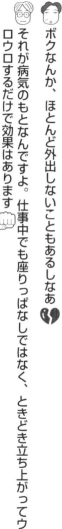

何回も立ったり座ったりしなくていいんですか？

一度にやると膝を痛めます。5回ずつ、1日に3、4回で充分。あとは、「歩く」ことですね。歩くと、全身の筋肉が鍛えられます。背筋も腹筋も、です。普段あまり使わない筋肉が鍛えられます。先ほど言った「インターバル速歩」がいいのですが、散歩でもしっかり歩けば充分。ブラブラ歩きでも座りっぱなしよりずっとマシです。

ボクなんか、ほとんど外出しないこともあるしなあ

それが病気のもとなんですよ。仕事中でも座りっぱなしではなく、ときどき立ち上がってウロウロするだけで効果はあります

女性は尿道が短いことに加え、出産後に骨盤底筋群が緩むため尿漏れ（尿失禁）を発症しやすいですが、スクワットをすると内転筋とそれにつながる骨盤底筋群を鍛えるので、尿漏れを防げます。便漏れ（便失禁）は加齢により筋力が低下することで起きます。便漏れは65歳以上では、男性8・7％、女性6・6％と、予想以上の発症率です。[＊5]

スクワットは肛門括約筋も鍛えるので便漏れも防げるのです。

尿漏れ、便漏れは、主に骨盤底筋群や肛門括約筋の緩みが原因なので、両筋群を鍛える「お尻体操」が有効です。

やり方は簡単です。肛門や膣をギュッ、ギュッと1秒ずつ15回連続で締めたり緩めたりします。しばらく休み、次にギューッと3秒間締めたまま止めて、その後さっと緩めます。これを5回繰り返します。[＊6] トイレに行くついでなど生活習慣に取り入れましょう。

ラジオ体操は全身運動として理想的である

私は学生時代に水泳部だったので、ストレス解消と健康管理を目的として昼休みに1000メートルを泳ぐのを日課としています。しかし、仕事が忙しくてスポーツセンターへ行けない日は、このラジオ体操をしています。デスクワークの疲れを一瞬で解消してくれるので、皆さんにもお薦めします。

ＮＨＫのラジオ体操番組を録画しておくか、ＹｏｕＴｕｂｅを使用すれば、音楽伴奏つきでラジオ体操ができます。

「ラジオ体操第一」

①背伸びの運動　②腕を振って脚を曲げ伸ばす　③腕を回す　④胸を反らす
⑤身体を横に曲げる　⑥身体を前後に曲げる　⑦身体をねじる　⑧胸を上下に伸ばす
⑨身体を斜め下に曲げ胸を反らす　⑩身体を回す　⑪両脚で跳ぶ
⑫腕を振って脚を曲げ伸ばす　⑬深呼吸

これだけ多彩な運動が、わずか3分間でできるラジオ体操はとても理想的な全身運動です。背骨のゆがみを整え、筋力をアップし、血管年齢が20歳若返ります(*7)。天候にかかわらず自宅でできる総合運動なので習慣化は簡単です。

ぜひ今日から始めて下さい。

03 質の良い睡眠が疲労を回復させる

睡眠前の入浴とストレッチが深い眠りを誘う

良質な睡眠をとるには入浴が決め手

人間は、太陽系の周期に合わせて朝昼晩と規則正しく食べて、夜は眠るようにできていますが、現代は24時間営業の店もあります。夜勤だってある……。私も救急医時代は夜も朝もありませんでした。そういう人は、質の良い睡眠をとる工夫が必要です。

成長ホルモンは22時から2時の間に最も分泌されます。成長ホルモンは発育成長だけでなく、大人でもあらゆる細胞をつくるのに関係しているので、充分な睡眠が必要です。

さらに、入眠から最初の90分間の深い眠り（ノンレム睡眠）の間に成長ホルモンが大量（80％）分泌される、という事実が報告されています。(＊8) 大切なのは、**どの時間帯に眠るか**

よりも、最初の90分間の睡眠ゴールデンタイムの質を下げないことです。

良質な睡眠をとる方法があります。入浴で身体の深部体温（体の内部の体温）を上げておくと、放熱して深部体温が下がってくると眠くなり、深い眠りを得ることができます。(*9)

夜間勤務あけには、シャワーでなく入浴して深部体温を上げておくのがコツです。

入浴後のストレッチで心身ともにほぐれる

私は入眠前のお風呂とストレッチを欠かしたことはありません。ストレッチをしている間に入浴で温まった深部体温がゆっくりと下がり、ストレッチの効果も加わり心身ともにほぐれ、ベッドに入ると数分で眠りにつきます。

私は40歳代に、歯科医に総入れ歯宣言をされるほど体調を崩しましたが、「真向法」というストレッチ(*10)を取り入れることで健康体を取り戻しました。

真向法は長井津氏によってつくり出された健康体操法です。手軽に4つの運動を毎日短時間行なうことで体のゆがみを直し、人間の本来持っている柔軟性と自然治癒力を蘇らせ、健康になっていくという体操法です。

真向法は、第2の心臓であるふくらはぎを伸展させて下肢の血液を汲み上げ、心臓機能を向上させます。さらに、第3の心臓である横隔膜の上下運動で、井戸のポンプのように胃腸や内臓の血液を吸い上げて、胃腸機能、心肺機能を改善させます。息切れ、動悸、胃腸の弱い人にお薦めのストレッチです。

まず**「真向法・第1体操」**の方法です。

桃の節句の「内裏雛（だいりびな）」のように「両足の裏を揃えて」座り、背筋を伸ばします。背筋を伸ばしたまま息を吐きながら「上体を前に倒してお辞儀」します。次に、息を吸いながら元の形に戻ります。

次に**「真向法・第2体操」**です。

まず「脚を揃えて伸ばし」床にペタンと座り、背筋を伸ばします。横から見ると「L字型」になります。両足首を70度返してかかとを押し出して、ふくらはぎを伸ばします。次に、「身を乗り出すつもりで前屈」し、息を吐きながらお腹、胸、顔の順に脚に密着させます。息を吸いながら元の形へ戻します。

「真向法・第3体操」は、相撲の力士の基本「開脚体操」と同じです。

背筋を伸ばして座り、両脚を左右に大きく開き150度を理想目標とします。開脚状態で、息を吐きながら〝お辞儀作法〟をします。手を八の字に置いて前方にスライドさせ、「息を吐きながら前屈」し、下腹、胸、アゴの順に床に着けます。次に、息を吸いながら元の形に戻ります。

「真向法・第4体操」は正座で後屈する体操です。

まず背筋を伸ばして正座し、両脚の間にお尻をすっぽりと落として「割座」にします。この割座は江戸時代の殿様の正座法で、足首や膝のねじれが矯正されて、足首の捻挫や膝の関節炎を防ぎます。次に、手を床に着け両肘を曲げながら上体を後ろに倒します。両肩が床に着いたら両腕を伸ばしてバンザイをし、ゆっくりと腹式呼吸を繰り返します。吐く息は長く5秒ほど、吸う息は短く2秒ほどです。その後、両手を腰の脇に置いてから膝を持ち上げて、足を片方ずつ抜いて仰向けに寝ている形になってから、上体を起こします。

この4つからなる真向法は、現在行なわれているストレッチ体操の基本がすべて集約されているのです。むずかしい体操ではありませんので、今日からでも、実行してみて下さい。最初は体が固くてきついかもしれませんが、すぐに柔らかい体になります。

あきらめずに続けることです。

＊

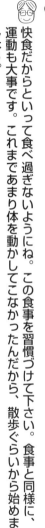

どうです、太田さん。だいぶ元気になったでしょう。

今日で2週間。胃腸の調子も良く、快食快眠快便です。嘘みたい♡

快食だからといって食べ過ぎないようにね。この食事を習慣づけて下さい。食事と同様に、運動も大事です。これまであまり体を動かしてこなかったんだから、散歩ぐらいから始めましょう。

よーし！　これから歩いて自宅に帰ります

「歩いて」って5㎞ほどあるでしょ。今日はほどほどにしましょう。急な運動は足腰を痛めます。無理はいけません。色着きの食事も効果半減です。

はい！　やっぱり健康がいちばんですねぇ♡

がんにもコロナにも負けない心と体をつくる……おわりに

最後までお読みいただき、ありがとうございました。

この本を執筆している令和2年、世界中で新型コロナウイルス感染症が流行し、先の見えない蟻地獄の日々です。私たち医療従事者も新型コロナウイルスと戦っていきます。皆さんも食事内容、運動、睡眠の生活習慣を見直し、ウイルスに負けない免疫力をつけることで、このパンデミックを乗り切りましょう。

2006年に静岡県立大学薬学部の山田浩教授らは、緑茶のうがいによるインフルエンザ予防効果を発表しました。2009年の新型インフルエンザのパンデミック時には、同教授らは高齢者医療施設の職員197名を対象として、「緑茶のインフルエンザ感染予防効果」の臨床試験をしました。

その結果、緑茶成分の入っているカプセルを内服するだけで、発症率は3分の1に押さえられたのです。

新型コロナウイルスのパンデミックは、現在も世界を脅かしています。そんな中、緑茶成分の「エピガロカテキンガレート」に新型コロナウイルスに対する抗ウイルス作用があることが発表されました。「エピガロカテキンガレート」とは、いろいろな食品の中で緑茶にしか含まれていない、強い抗菌作用のある成分です。

査読前の論文でまだ評価は得られていませんが、確実な治療、ワクチンのない現状で、お茶好きな私は診療前にカテキンの豊富な緑茶を飲んでいます。

緑茶の抗菌作用は76ページでもご紹介しましたね。

コロナに限らず、インフルエンザなど、人間の生活を脅かす〝敵〟は、たくさんいます。人類はこれらと戦い、有効な治療法などを開発してきました。

しかし最も大切なのは、人間が本来持っている「免疫力」を高めることです。そうすればウイルスも簡単には入り込みません。とくに50歳を越えるようになれば、この免疫力も加齢で衰えていきます。

薬はときには重要です。しかし薬に頼り過ぎないように。

食事と生活を見直すことで、免疫力を強めて下さい。

この本で書いたことは、2週間で必ず効果が出ます。しかしそこでやめてはいけません。「習慣が人間の性格や品性をつくる」とアリストテレスも言いました。そこまで大げさに考えなくてもかまいませんが、「続けること」に意味があるのです。

2020年8月

著者

エピローグ

1） 能勢博：ウォーキングの科学. 講談社 2019年.

2） Nemoto K, et al. Effects of high-intensity interval walking training on physical fitness and blood pressure in middle-aged and older people. Mayo Clinic Proceedings. 2007; 82 (7) : 803-811.

3） 田中宏暁：ランニングする前に読む本. 講談社 2017年.

4） 小林弘幸：死ぬまで歩くにはスクワットだけすればいい. 幻冬舎 2017年.

5） Nakanishi N, et al : Urinary and fecal incontinence in a community-residing older population in Japan. Journal of the American Geriatrics Society 1997 ; 45 : 215-219.

6） 渋谷秋彦：「気持ちいいオシッコ」のすすめ. 現代書林 2018年.

7） 青山敏彦：最高のラジオ体操. 朝日新聞出版社 2019年.

8） Takahashi Y, et al : Growth hormone secretion during sleep. The Journal of clinical investigation. 1968 ; 47(9) : 2079-2090.

9） 西野精治：スタンフォード式 最高の睡眠. サンマーク出版 2017年.

10） 加茂真純：究極の真向法. 祥伝社 1988年.

3） Morazzoni P, et al : Activity of Myrtocyan, an anthocyanoside complex from Vaccinium myrtillus（VMA）, on platelet aggregation and adhesiveness. Fitoterapia 1990 ; 61(1) : 13-21.

4） Riso P, et al : Effect of a wild blueberry（Vaccinium angustifolium）drink intervention on markers of oxidative stress, inflammation and endothelial function in humans with cardiovascular risk factors. European Journal of Nutrition. 2013 ; 52(3) : 949-961.

5） Wu X, et al : Concentrations of anthocyanins in common foods in the United States and estimation of normal consumption. Journal of Agricultural and Food Chemistry. 2006 ; 54(11) : 4069-4075.

6） Vorob'eva I V, et al : Current data on the role of anthocyanosides and flavonoids in the treatment of eye diseases. Vestnik oftalmologii　2015 ; 13(5)

7） 瀬川潔、他：VDT作業負荷による眼精疲労自覚症状および調節機能障害に対するビルベリー果実由来アントシアニン含有食品の保護的効果. 薬理と治療 2013 ; 4(2) : 155-165.

8） 若菜 宣明、他：ブルーベリーの眼機能改善効果. 日本健康医学会雑誌 2007 ; 16(2) : 44-48.

9） Rendeiro C, et al : Blueberry supplementation induces spatial memory improvements and region-specific regulation of hippocampal BDNF mRNA expression in young rats. Psychopharmacology. 2012 ; 223(3) : 319-330.

10） Renaud S, et al : Wine, alcohol, platelets, and the French paradox for coronary heart disease. The Lancet 1992 ; 339 : 1523-1526.

11） 斎藤 衛郎：フレンチパラドックスとヨーロピアンパラドックス. 栄養学雑誌 1996 ; 54(3) : 223-226.

12） Liberale L, et al : Impact of red wine consumption on cardiovascular health. Current medicinal chemistry 2019 ; 26(19) ; 3542-3566.

13） Giardina S, et al : Efficacy study in vitro : assessment of the properties of resveratrol and resveratrol + N-acetyl-cysteine on proliferation and inhibition of collagen activity. Minerva Ginecologica 2010 ; 62(3) : 195-201.

14） Taylor E J M, et al : Resveratrol demonstrates antimicrobial effects against propionibacterium acnes in vitro. Dermatology and therapy 2014 ; 4(2) : 249-257.

15） Ide T, et al : Sesamin, a sesame lignan, decreases fatty acid synthesis in rat liver accompanying the down-regulation of sterol regulatory element binding protein-1. Biochimica et biophysica acta. 2001 ; 1534(1) ; 1-13.

16） 伊藤恭子、他：カカオ抽出物のin vivoにおける抗蝕効果と抗蝕成分の特性把握. 日本農芸化学会誌. 1997 ; 71 ; 52.

17） 佐久間夕美子、他：チョコレート摂取がコンピュータ演習後の疲労感に及ぼす影響. 日本健康医学会雑誌.2008 ; 17(1) : 13-19.

赤・橙色

1) 大友通明：骨と筋肉が若返る食べ方. 青春出版社 2018年.
2) 厚生労働省 平成30年簡易生命表 平均寿命の国際比較
3) Norrish A E, et al : Prostate cancer and dietary carotenoids. American journal of epidemiology. 2000 ; 151(2) : 119-123
4) Decarli A, et al : Vitamin A and other dietary factors in the etiology of esophageal cancer. Nutrition and cancer 1987 ; 10(1-2) : 29-37
5) 三石巌：医学常識はウソだらけ 分子生物学が明かす「生命の法則」. クレスト社 1997年.
6) 西田光徳：天然アスタキサンチン. 幻冬舎 2018年.
7) 富永久美、他：アスタキサンチンのヒト皮膚線維芽細胞における一重項酸素障害防御効果. FOOD Style 21. 2009 ; 13(1) : 84-86.
8) Nakagawa K, et al : Antioxidant effect of astaxanthin on phospholipid peroxidation in human erythrocytes. British Journal of Nutrition. 2011 ; 105 (11) : 1563-1571.
9) 長木康典、他：アスタキサンチンの網膜血管血流量におよぼす影響. 臨床医薬. 2005 ; 21(5) : 537-542.
10) 塚原寛樹、他：アスタキサンチンの肩血流量および肩凝りに対する影響. 診療と新薬. 2009 ; 46(4) : 427-432.
11) 本江信子、他：日常生活を想定した精神および肉体の両面に対するアスタキサンチンの抗疲労効果に関するランダム化比較試験. 臨床医薬. 2016 ; 32(7) : 577-591.
12) Earnest C P, et al : Effect of astaxanthin on cycling time trial performance. International Journal of Sports Medicine. 2011 ; 32(11) : 882-888.
13) Nishida Y, et al : Quenching activities of common hydrophilic and lipophilic antioxidants against singlet oxygen using chemiluminescence detection system. Carotenoid Science. 2007 ; 11 : 16-20.
14) Miki W, et al : Biological functions and activities of animal carotenoid. Pure and Applied Chemistry. 1991 ; 63 : 141-146.

紫・黒色

1) Tsuda T, et al : Dietary cyanidin 3-O-β-D-glucoside-rich purple corn color prevents obesity and ameliorates hyperglycemia in mice. The Journal of Nutrition. 2003 ; 133(7) : 2125-2130.
2) Tsuda T, et al : Regulation of adipocyte function by anthocyanins ; Possibility of preventing the metabolic syndrome. Journal of Agricultural and Food Chemistry. 2008 ; 56(3) : 642-646.

16）納豆消費量 2016 https://todo-ran.com/t/kiji/11483
17）藤田紘一郎：腸が寿命を決めている. 海竜社 2014年.
18）Mu Q, et al : Leaky gut as a danger signal for autoimmune diseases. frontiers in immunology 2017 ; 8 : 598. Published online 2017 May 23. doi : 10.3389/fimmu.2017.00598

黄色

1）Eat Butter. TIME 2014 ; 6.
2）Bang H O, et al : The composition of the Eskimo food in north western Greenland. The American journal of clinical nutrition. 1980 ; 33(12) ; 2657-2661.
3）厚生労働省 日本人の食事摂取基準策定検討会報告：日本人の食事摂取基準 2015年版
4）Estruch R, et al : Primary prevention of cardiovascular disease with a mediterranean diet. The New England Journal of Medicine 2013 ; 368 (14) : 1279-1290.
5）山嶋哲盛：そのサラダ油が脳と体を壊してる. ダイナミックセラーズ出版　2014年.
6）Mateusz M Wilczek, et al : Cardiovascular disease and trans fatty acids : legal act necessary. Polski merkuriusz lekarski : organ Polskiego Towarzystwa Lekarskiego. 2018 ; 44(260) ; 71-74.
7）LOX-index.com：脳梗塞・心筋梗塞の危険性 - 酸化変性LDL(LAB)とは？. http://lox-index.com/about_lox-index/about_lab/
8）木庭新治 他：脂質代謝異常の病態と管理. 脈管学. 2006 ; 46(4) : 441-448.
9）Rong Y, et al : Egg consumption and risk of coronary heart disease and stroke : dose-response meta-analysis of prospective cohort studies. British Medical Journal 2013 ; 346 : e8539.
10）那須ファーム：もっと知りたい卵の話―卵は栄養価の優等生　http://www.nasufarm.com/topic/000014.html
11）生田哲：食べ物を変えれば脳が変わる. PHP新書 2008年.
12）Boonnoy P, et al : Alpha-tocopherol inhibits pore formation in oxidized bilayers. Physical chemistry chemical physics 2017 ; 19(8) ; 5699-5704.
13）厚生科学審議会：第11回健康日本21(第二次)推進専門委員会　資料1-2「健康寿命の延伸と健康格差の縮小(2016)」　2018年3月

cancer risk among current nonsmoking men in the Japan Public Health Center (JPHC) study. The Journal of Nutrition 2017 ; 147(5) : 841-849.
8) Sobue T, et al : Cigarette smoking and subsequent risk of lung cancer by histologic type in middle-age Japanese men and women : the JPHC study. International Journal of Cancer 2002 ; 99 : 245-251.
9) Yang Q, et al : Improvement in stroke mortality in Canada and the United States, 1990 to 2002. Circulation 2006 ; 113(10) : 1335-1343.

茶色

1) 吉川敏一：最新ビタミンブック. 主婦の友社 2008年.
2) 阿部達夫：ビタミンB1と中枢および末梢神経との関連について-ビタミンB研究委員会シンポジウム ビタミンB1と神経. ビタミン 1971 ; 43 : 192-193.
3) Berger A, et al : Similar cholesterol-lowering properties of rice bran oil, with varied γ-oryzanol, in mildly hypercholesterolemic men. European Journal of Nutrition 2005 ; 44 : 163-173
4) 大川知之, 他：更年期障害に対するγ-Oryzanolの効果および腟内容物に及ぼす影響. 産婦人科の世界 1965, 17, 179-183.
5) 田口寛：ナイアシン研究の歴史 - ビタミン研究のブレークスルー. ビタミン 2001 ; 75(2) : 63-71.
6) 大沢博：食事で治す心の病. 第三文明社 2003年.
7) 文部科学省科学技術・学術審議会資源調査分科会報告：日本食品標準成分表2015年版(七訂) 追補2017年.
8) 世界保健機関(WHO)：世界保健統計2018年版
9) Yamamoto S, et al : Soy, isoflavones, and breast cancer risk in Japan. Journal of the National Cancer Institute 2003 ; 95 : 906-913.
10) Kanda A, et al : Association of lifestyle parameters with the prevention of hypertension in elderly Japanese men and women : A four-year follow-up of normotensive subjects. Asia Pacific Journal of Public Health 1999 ; 11 : 77-81.
11) 生田哲：脳は食事でよみがえる. サイエンス・アイ新書. SBクリエイティブ2009年.
12) 小坂光男, 他：生体機能変化による日内リズムの修飾 - 特に運動・睡眠と日内リズムの関係 - . 中京大学体育学論叢 2003 ; 45(1) : 1-13.
13) 日本うつ病学会治療ガイドラインⅡ. うつ病(DSM-5)/大うつ病性障害 2016年.
14) Krishnaiah M V, et al : Organic Zn and Cu interaction impact on sexual behavior, semen characteristics, hormones and spermatozoal gene expression in bucks (Capra hircus). Theriogenology. 2019 ; 130 ; 130-139
15) 須見洋行 倉敷芸術科学大学機能物質化学科教授：日本人の長寿体質ささえた納豆に、世界が注目. http://www.jafra.gr.jp/sumi.html

文献一覧表

<表記方法>
単行本 ／ 著者名：著書題名. 出版社 出版年.
学術誌 ／ 著者名：論文表題. 雑誌名 刊行年；巻(号)：頁.
ＵＲＬ ／ 題名　http://～

プロローグ

1) 山岸昌一：老けたくなければファーストフードを食べるな　老化物質AGEの正体. PHP新書 2012年.
2) Li W, et al : An update on type 2 diabetes mellitus as a risk factor for dementia. Journal of Alzheimer's disease. 2016 May 3 ; 53(2) : 393-402.
3) 山田悟：糖質制限の真実. 幻冬舎新書 2015年.
4) 浜六郎：「薬のやめ方」事典　病気の起こり方、治し方. 三五館　2017年.

緑色

1) Kuriyama S, et al : Green tea consumption and cognitive function : a cross-sectional study from the Tsurugaya Project. The American Journal of Clinical Nutrition 2006 ; 83(2): 355-361.
2) Kuriyama S, et al : Green tea consumption and mortality due to cardiovascular disease, cancer, and all causes in Japan. The Journal of the American Medical Association 2006 ; 296(10) : 1255-1265.
3) Kurahashi N, et al : Green tea consumption and prostate cancer risk in Japanese men : a prospective study. The American Journal of Epidemiology 2008 ; 167(1) : 71-77.
4) 島村忠勝昭和大教授：1996 ; http://www.ochaya.com/o157.htm
5) Cassidy A, et al : Intake of dietary flavonoids and risk of epithelial ovarian cancer. The American journal of clinical nutrition 2014 ; 100(5) : 1344-1351.
6) 岩永剛：がんを抑制する食品. 癌と人2005 ; 32 : 12-14.
7) Mori N, et al : Cruciferous vegetable intake is inversely associated with lung

【著者紹介】

刑部恒男（おさかべ・つねお）

◎――1950年生まれ。北里大学医学部卒。相模台病院外科医長、江東区あそか病院外科医長を勤めたのち、臓器移植研究を目的に米国ピッツバーグ大学病院に留学。臓器移植外科を専門とし北里大学医学部外科講師および北里大学病院救命救急センター講師を勤めた。

◎――1993年、「手術だけでは病気は治らない」と、「臨床総合医」として、富山県にトモエクリニック（内科・小児科）を開く。院長・医学博士。検査機器に頼りすぎず、問診と打診などで患者の病気を見極めるワザは芸術的とさえ言える。また、生活習慣と病気との関係を患者と一緒に考え、生活・食事指導も積極的に行なっている。これまで診てきた患者は、外科医時代も含めると述べ20万人を軽く超える。その豊富な臨床例は、本書の基礎ともなっている。とくに「食」と「病」との関係を医者の目から研究し、「色鮮やかな食品は例外なく体にいい」と、本書を執筆した。執筆にあたっては膨大な資料に目を通し、圧倒的な医学的裏付けのある書籍となっている。

◎――また、膨大な医学資料を整理する生活を通して、山根式と野口式の長所だけを取り入れた「ダブルインデックス式ファイリングシステム」を開発。「WI式ファイル」での資料の分類・整理・検索は大きな効果があり、隠れた愛用者も多い。著書には、『腎移植における多剤併用免疫療法の比較検討・移植』などの医学専門書のほか、『奇跡のファイリング術／かんき出版』『［完全版］超ファイルの技術／すばる舎』がある。

２週間で感動的に元気になる！

医者の「色着きごはん」

医学的長生き食事術

2020年９月20日　　第１刷発行

著　者――――刑部恒男

発行者――――徳留慶太郎

発行所――――株式会社すばる舎

〒170-0013 東京都豊島区東池袋3-9-7東池袋織本ビル

TEL　03-3981-8651（代表）

03-3981-0767（営業部直通）

FAX　03-3981-8638

URL　http://www.subarusya.jp/

振替　00140-7-116563

印　刷――――ベクトル印刷株式会社

ISBN978-4-7991-0922-9

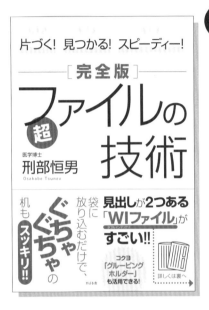